決定版

糖質オフの教科書

医学博士
牧田善二

新星出版社

糖質オフって体にいいの？

糖質をオフすることで、肥満や老化を遠ざけることができる！

実践している人

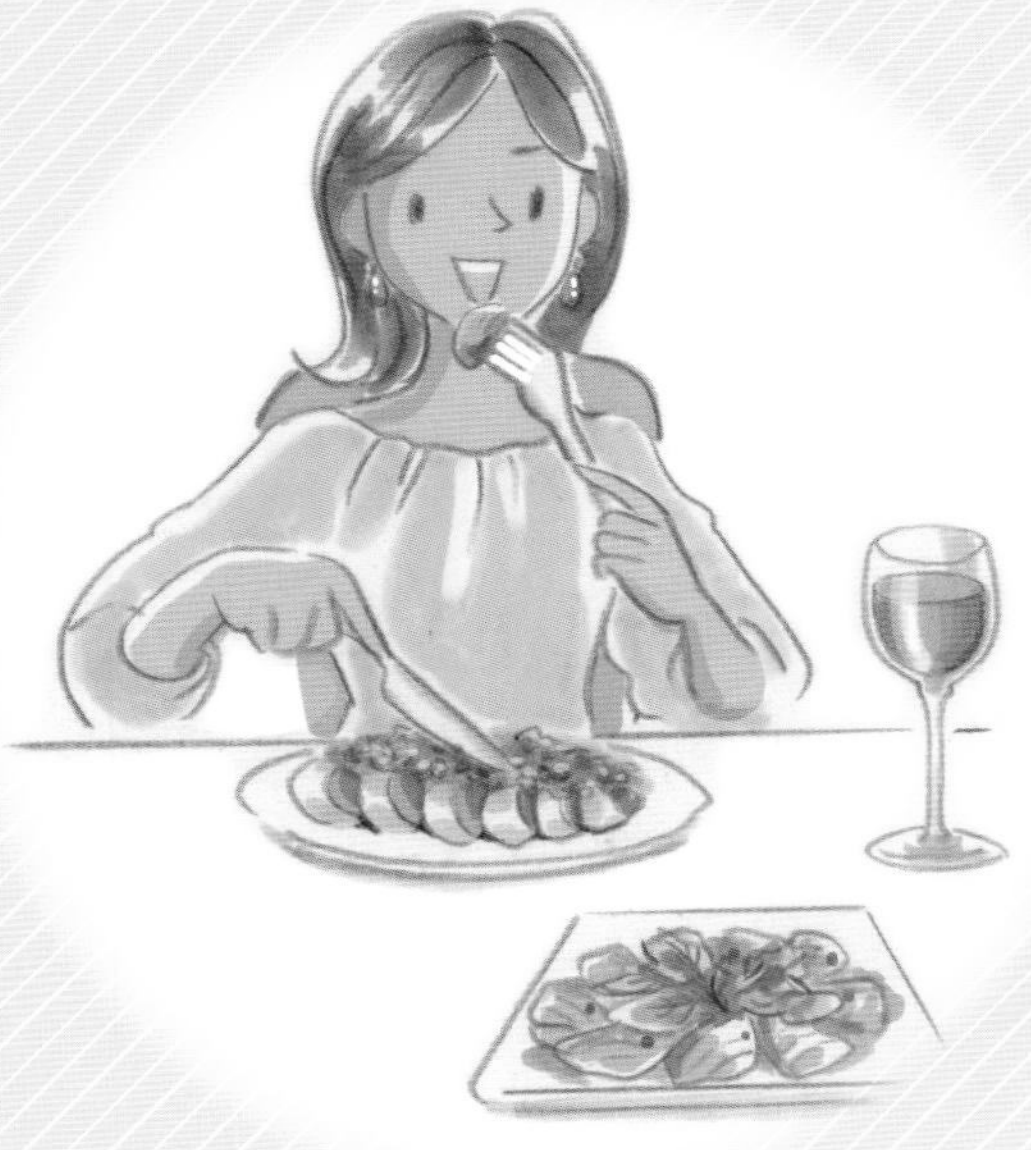

30代

していない人

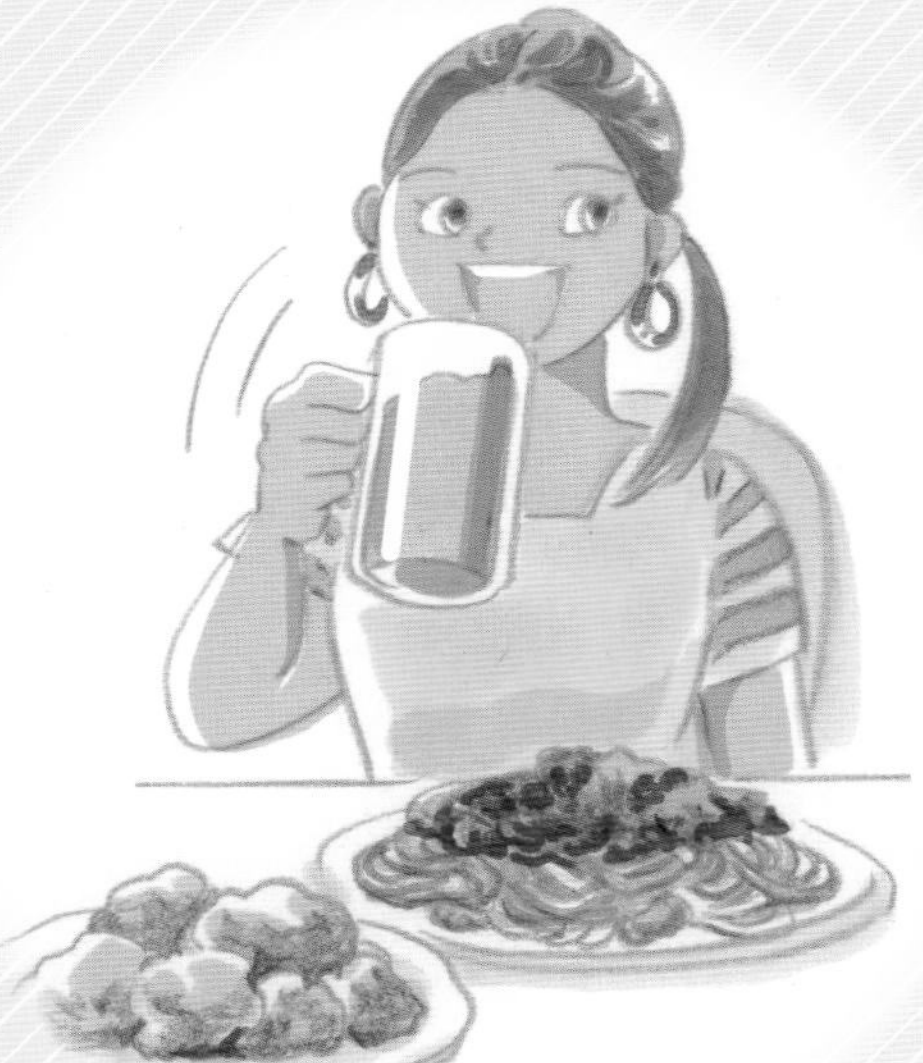

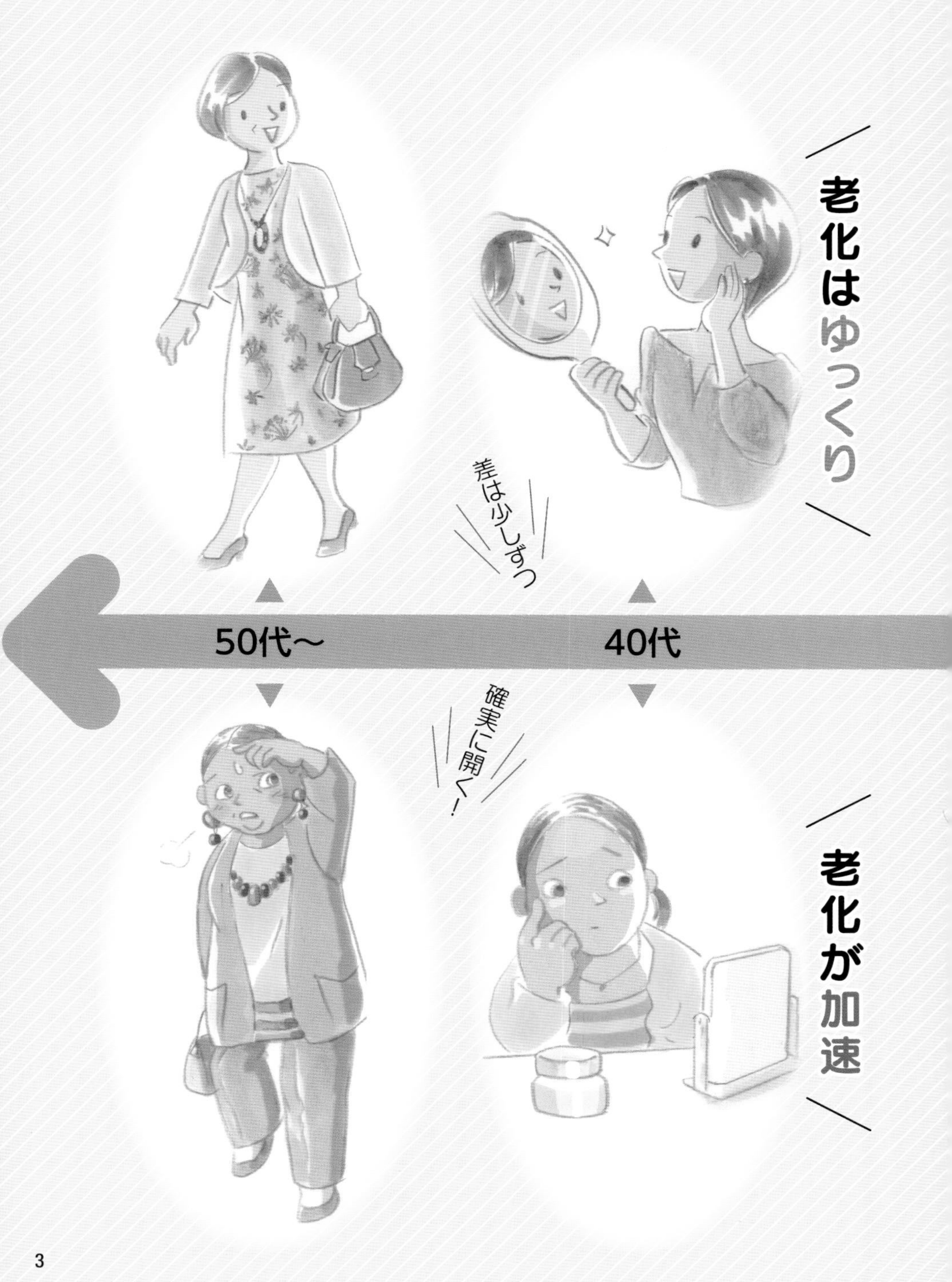
老化はゆっくり
差は少しずつ
50代〜
40代
確実に開く!
老化が加速

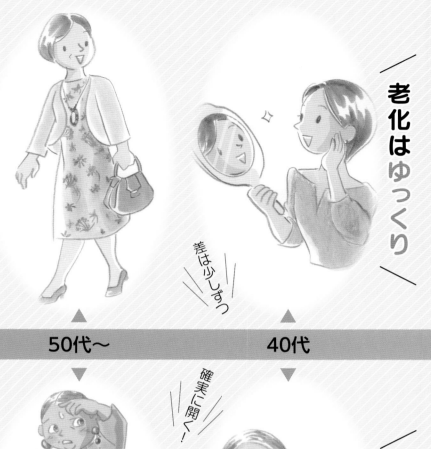

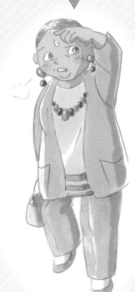

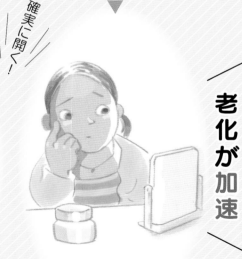

糖質のことどれだけ知ってる？

糖質の理解度をチェックしてみよう！

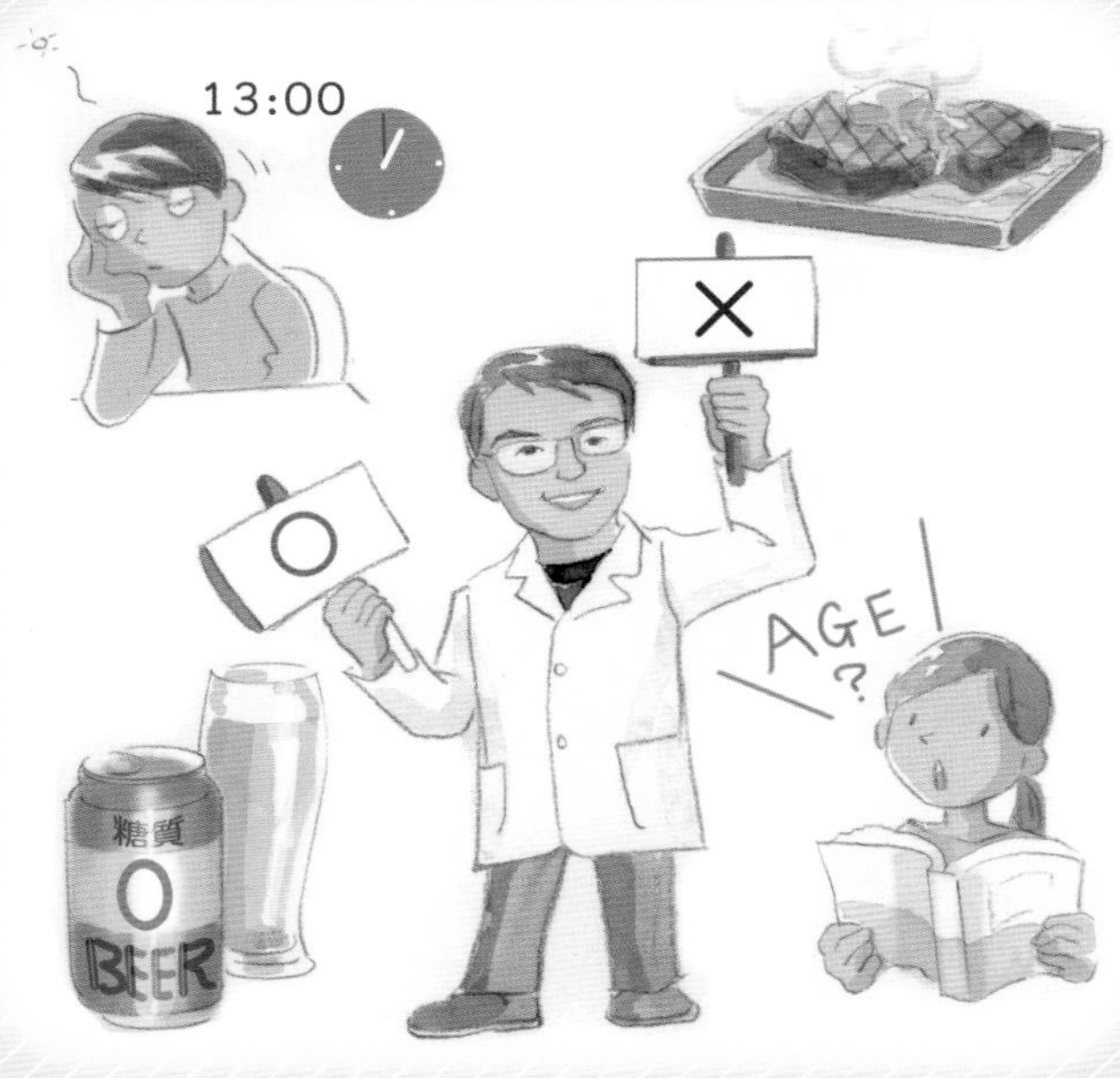

糖質を知れば健康になれる

健康診断でも問題はなく、そこそこ健康に気をつかっている。

「自分は健康」と安心しているかもしれませんが、実はあなたの健康状態は「黄信号」かもしれません。

せっかく「体によい」と思うことを実行していても、それが正しい「糖質」の知識に基づいていないと、残念ながらよい結果につながりません。それどころか、健康を害することもあるのです。

簡単なYES・NOテストであなたの健康状態（＝糖質への理解度）を調べてみましょう。

糖質の理解度チェック

Q１　栄養バランスを考えて、一汁三菜（ご飯などの主食のほか汁物とおかず三品）を守っている。

Q２　三食決まった時間にキッチリ食べる。お腹が空いてもガマン！

Q３　糖質ってよくないんでしょ？　ビールはもちろん糖類オフをチョイス。

Q４　肉はレアではなく焼いてあるほうが好み。

Q５　脂質は太るので摂らない。

Q６　ジムでトレーニングのあとは筋力アップのプロテインを飲む。

Q７　糖質オフは筋肉が落ちるのでやりたくない。

Q８　昼食後はかなり眠くなる。

Q９　ストレス解消には甘いものを食べること。

Q10　「ＡＧＥ（※）」という単語は聞いたことがない。

※ＡＧＥ…タンパク質と糖質を同時に加熱すると発生する物質。細胞レベルで老化を加速させ、糖質の摂りすぎがＡＧＥを増やす。

診断

YESの数が **1個以下**	YESの数が **2〜3個**	YESの数が **4個以上**
健康に問題なし！	やや危うい感じ。本書で「糖質オフ」の健康効果を、ぜひ知って！	かなり危険。次ページの内容を即実行！

糖質オフ実践ポイント4つ!

簡単に、誰でも、確実に実践できます

ポイント 1

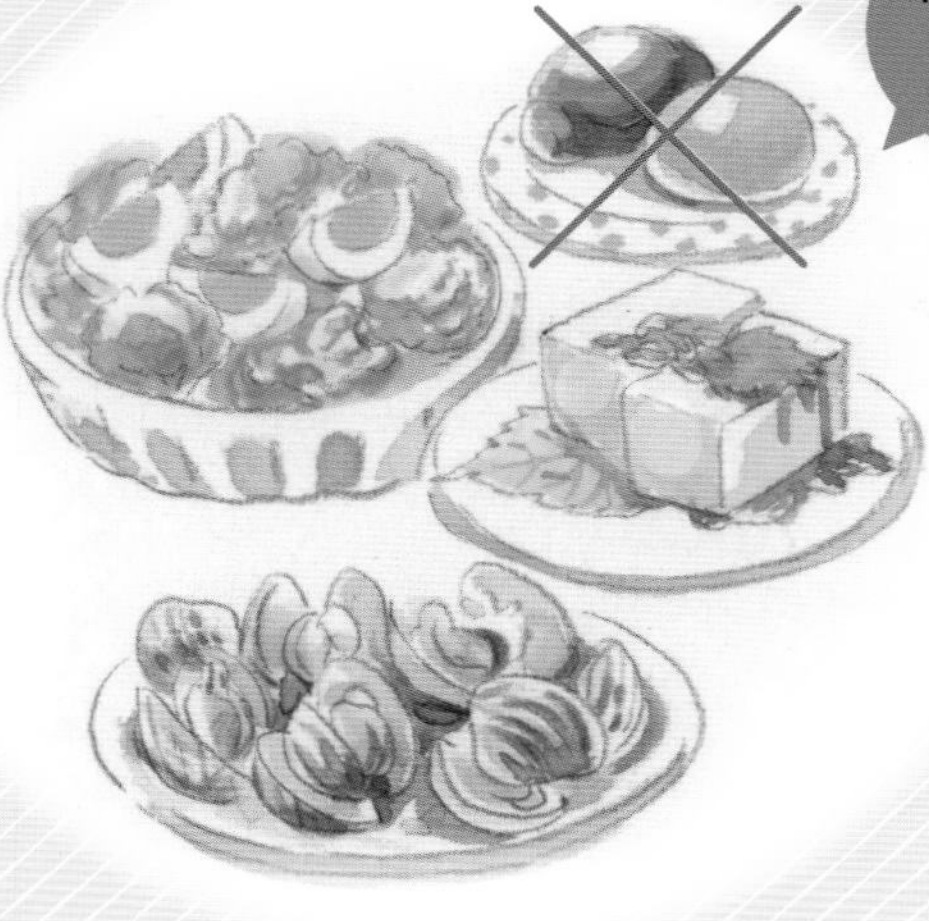

主食を控え、代わりにおかずを増やす。

➡ 39 ページ（「不安 2」）

ポイント 2

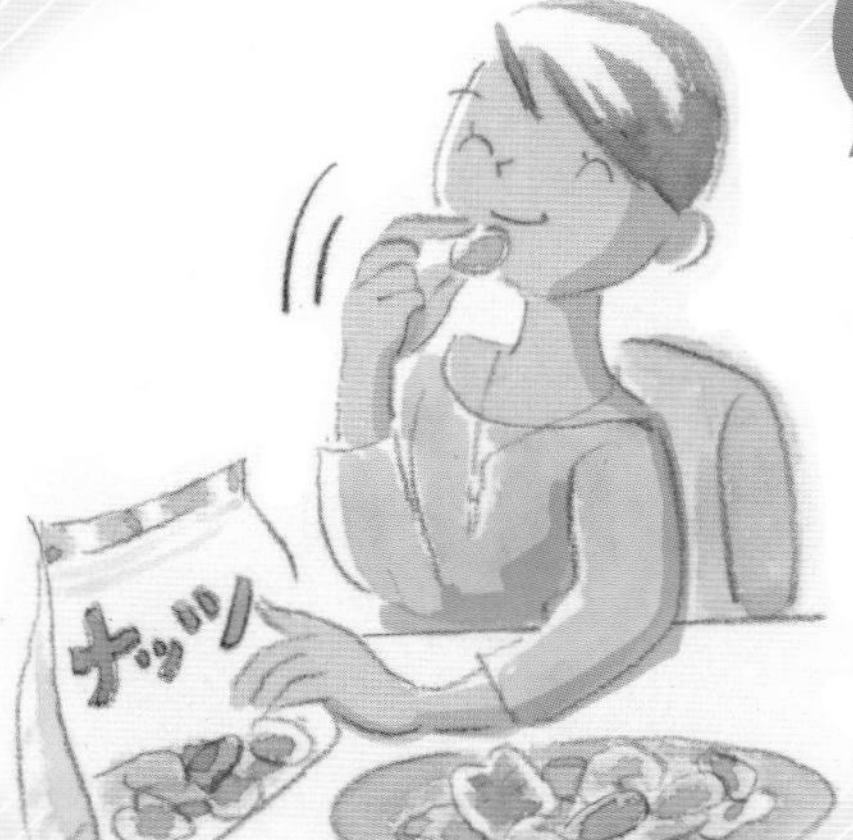

お腹が空きすぎるのはNG。食間には糖質の少ないおやつをつまむ。 ➡ 39 ページ（「不安 2」）

以下をとりいれればさらにGood！

朝5：昼5：夕0
➡ 132ページ

「糖質」は「脂質」と一緒に
➡ 130ページ

酢やレモン
➡ 122ページ

ワインを飲む
➡ 135ページ

糖質オフの健康効果

血糖値スパイクが起こらない

ダイエット

若返る

ポイント 3

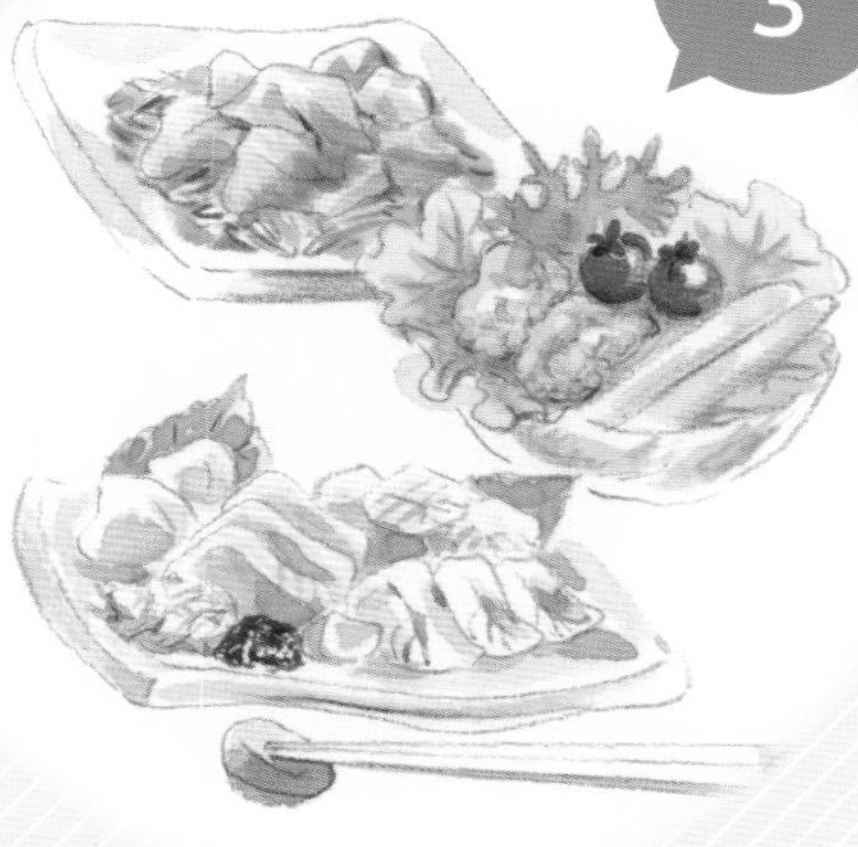

肉、魚、野菜は生か低温加熱で食べる。 ➡ 140ページ（「Q2」）

ポイント 4

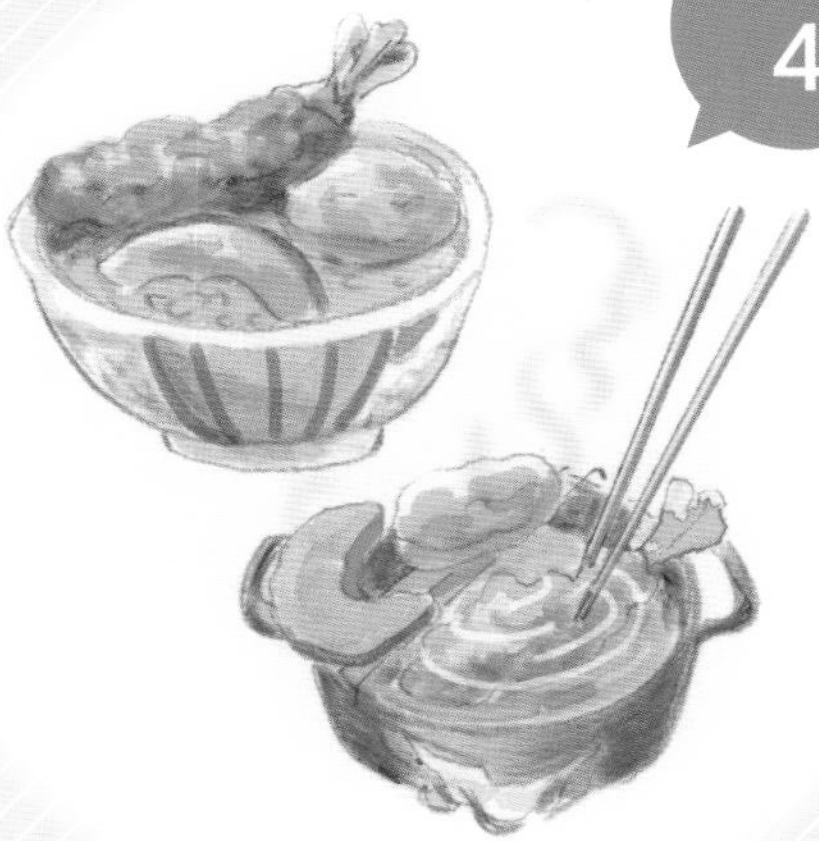

AGEが大量発生する高温調理は避ける。
➡ 120ページ

contents

section 2

第2章 人はなぜ老いるのか ～糖化が老いを加速させる

contents

section 4
第4章

糖質オフ・AGEオフの実践 ～食べ方と健康の新常識

section 5

第5章 糖質オフ・AGEオフのためのおすすめ食材

column

本文デザイン
田中由美
イラスト
MICANO
写真・イラスト
Shutterstock.com
編集協力
名冨さおり

「健康」の価値を再認識する時代

あなたは、なんのために本を読むのでしょうか？ 楽しみのため、さまざまなことを学ぶため、くらしや生活に役立てるため……。目的はさまざまでしょう。

幅広い年齢の方々が読書を趣味としています。しかし、今や「本を読む」ことにも、ある種の切実な思いが含まれるようになったのではないでしょうか。

新型コロナウイルスによって、世の中の空気は一変しました。多くの方が「健康こそなにものにも代えがたい大切な財産である」と気づいたはずです。

この本では、あなたが手に入れたいと切望する「健康」を得るために必要な「食」について、わかりやすく詳しく「教科書」のように書いています。

生化学を真剣に学んで到達した「糖質オフ」

私の専門は糖尿病ですが、この病気におそろしい合併症があることは皆さんご存じだと思います。その原因となるのが、糖質の摂りすぎによって体内に発生するＡＧＥ（終末糖化産物）です。

私は40年間、合併症を治す研究をつづけ、ＡＧＥの測定法を世界で初めて開発しました。一連の成果をまとめた論文は権威ある科学および医学誌に掲載されました。

私の研究は「生化学」という学問に立脚しています。生化学とは、食べ物が体内で変化し役立てられる過程を究明する学問です。例えば、「ご飯を食べて生じたブドウ糖が、どのようにしてエネルギーをつくりだすのか」をこの学問は解明しています。

「亀の甲」という化学式の羅列なので多くの医師は敬

遠しますが私は逆。生化学は人体の変わることない基本メカニズムを示すものであり、このメカニズムに外れる健康法や食事法は成り立たないとの考えから、生化学を真剣に学び研究に没頭しました。

そして、糖質の危険性を知るに至ったのです。

「なんとなく」から確かな知識へ

いまや「健康のためには糖質オフ」が常識となりました。スーパーやコンビニにいくと、「糖質オフ」「糖質ゼロ」などと銘打った商品がずらりと並んでいます。

皆さんも「なんとなく体によさそうだから」と、甘いものを控えてみたり、夕飯で炭水化物を抜いたり、「糖質オフ」を実行した経験があるのではないでしょうか。

確かに糖質はカットしたほうが体によいものです。でも、どうせなら「なんとなく」からもう一歩進んで「糖質がなぜ健康によくないのか」を正しく理解しておくと、よりよいと思うのです。

糖質に関する情報を単なる「雰囲気」から、有効に使える「知識」へと昇華させてほしい。それが「教科書」である本書をつくるきっかけとなりました。

糖質オフが浸透したいまだからこそ、「糖質とはそもそもなんだ」ということから糖質オフの健康効果まで、きちんと説明する本が必要なのではないかと思うのです。

糖質オフの真価

誰でも確実に目に見えて痩せるので、「糖質オフ＝ダイエット」のイメージが強いと思います。

しかし、「ダイエット」だけが糖質オフのメリットではありません。

糖質の摂りすぎは血糖値の乱高下を招く「血糖値スパイク」を引きおこしてしまいます。頻繁に血糖値スパイクを起こしていると血管が大きなダメージを受けるほかメンタルにも悪影響が及び、心身の健康度が著しく低下します。糖質をオフすることで、血糖値スパイクを防ぐことができるのです。

糖質オフのもうひとつのメリットは免疫力の向上。糖質を摂りすぎると「体のなかから」太ります。内臓脂肪がたっぷりついてしまうからです。

内臓脂肪が増えると慢性炎症が生じ、それによって免疫力がどんどん落ちてしまいます。

免疫力が低下した体は、ガン、心筋梗塞、脳卒中、アルツハイマーなどさまざまな病気にかかりやすくなり、コロナウイルス感染症のような新たな病気に感染するリスクも上昇してしまいます。

糖質を適切にコントロールすると「痩せる」という見た目の効果がまっ先に自覚されるでしょうが、体のなかでは

血糖値スパイクが起きなくなる

慢性炎症が治まって衰えていた免疫力が復活する

といった大変革が起きているのです。

糖質をコントロールできれば健康になる

「糖質には害がある」のは事実ですが、こわがる必要はありません。それはつまり「糖質と上手につきあえば健康になる」ことを意味するからです。

トラブルの原因である糖質を適切にコントロールできれば、健康状態が改善され良好になるのです。

本書で糖質に関する知識を得て、自信を持って「糖質オフ」に取りくんでください。

「健康」という大きな財産を手に入れることができるはずです。

医学博士　牧田善二

第1章

section 1

健康・ダイエット・若返りに重要なものとは？

section 1

1

「糖質」って、甘いもののこと？

→「糖」だけど甘いとは限らない

「糖質」とは飲食物に含まれる栄養素のひとつです。栄養素とは、次のどれかにあてはまるものをいいます。

①エネルギー源となる。
②筋肉、血液、骨格などをつくる。
③体の調子をととのえる。

栄養素は、健康な体をつくり、元気に活動するために必要なもので、糖質、タンパク質（40ページ）、脂質（50ページ）を「三大栄養素」といい、ビタミン、ミネラル（54ページ）を加えて「五大栄養素」といいます。

糖質は炭水化物から食物繊維を除いたもの。そのため、三大栄養素として「炭水化物（糖質）」と記されることもあります。三大栄養素のひとつである「糖質」は「体に必要なもの」「体によいもの」のような気がしますが、これほど「糖質オフ」「糖質ゼロ」の食品があふれているのはなぜなのでしょうか？

◆「糖質」の作用が明らかに

糖質の体への作用がどんどん明らかになってくるにつれて、「糖質」は厄介者扱いされるようになってきました。

糖質が体に引きおこす大きな問題のひとつは、なんといっても肥満にあります。

肥満はさまざまな病気を引きよせる最大の原因です（26ページ）。そして、糖質の摂りすぎは老化の原因となる物質ＡＧＥ（64ページ）まで体内でつくってしまいます。さらに、糖質に中毒性がある点（34ページ）も問題です。

◆糖質はどんなものに含まれる？

糖質は甘いものと炭水化物（ご飯やパンなどの主食）に多く含まれていることをご存じの方も多いでしょう。しかし、**野菜や果物でも糖質を多く含むものがあります。**

糖質の主な働きと過不足の影響

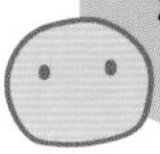

	主な働き	摂りすぎ	足りない
糖質	脳や筋肉のエネルギー源	中性脂肪となり肥満や病気に	痩せすぎ

「糖質」はいろいろな食品に含まれている

主食	米製品（ご飯、餅）、小麦製品（パン、パスタ）、麺類など。	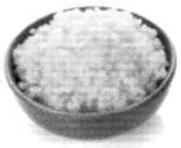
野菜・豆・イモ類	カボチャ、レンコン、アズキ、サツマイモなど。	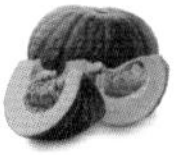
果物	バナナ、スイカ、ミカンなど。	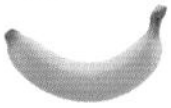
乳製品	牛乳、ヨーグルトなど。	
お菓子	洋菓子、和菓子、スナックなど。	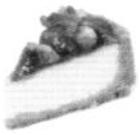
お酒	ビール、日本酒など。	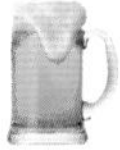
飲料	缶コーヒー、野菜ジュース、ペットボトル飲料など。	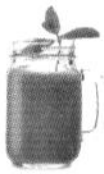

とくに多いもの（野菜・豆・イモ類〜飲料）

糖質は主食からお菓子まで、さまざまな食品に含まれている。日々の食事でそれと意識せずに食べている。

Dr. 牧田のひとこと

お菓子などのようにしっかりと「甘み」を感じるものなら食べないようにするのは簡単ですが、糖質は必ずしもはっきりと「甘い」わけではなく、あらゆる食品に含まれています。どんな食品やメニューに糖質が多いのか。そもそも糖質を摂りすぎるとどんな健康被害があるのか。正しく理解しておかないと、いつのまにか「糖質」によってあなたの健康がむしばまれてしまうのです。

section 1

2

「糖質」と「糖類」のちがいは?

↓糖類は糖質の一部

五大栄養素で分類すると、タンパク質、脂質、、ビタミン、ミネラルに入らないものが「炭水化物(糖質)」です。炭水化物は食物繊維と糖質で構成されています。**ご飯やパン、麺類などの炭水化物から食物繊維を引いた残りが「糖質」**ということになります。

さて、「糖質オフビール」「糖質オフおつまみ」など市場をにぎわしている「糖質オフ関連」食品ですが、よく注意してみるとオフの対象となっているのは「**糖質**」と「**糖類**」の2種があることに気がつくことでしょう。

◆「糖質」と「糖類」のちがいを知ろう

糖質は次のように分類されてます。

●糖類

単糖類と二糖類があります。単糖は糖の最少単位で「ブドウ糖」「果糖」など。二糖類は、「ショ糖」「乳糖」などです。ちなみに砂糖の主成分はショ糖です。

●少糖類

単糖が3~10個ほどくっついたもので「オリゴ糖」ともいいます(2個くっついたものを含めることもある)。

●多糖類

単糖が数十から数千つながった糖で、「デンプン」「ヒアルロン酸」などがあります。

●糖アルコール

糖類に水素を添加してつくられた人工甘味料で、「キシリトール」や「還元水飴」がこれにあたります。腸から吸収されにくいのが特徴です。

「糖類」は「糖質」のなかのひとつで、「糖質」は糖類、少糖類、多糖類、糖アルコールのすべてを含んでいます。

「糖質」と「糖類」

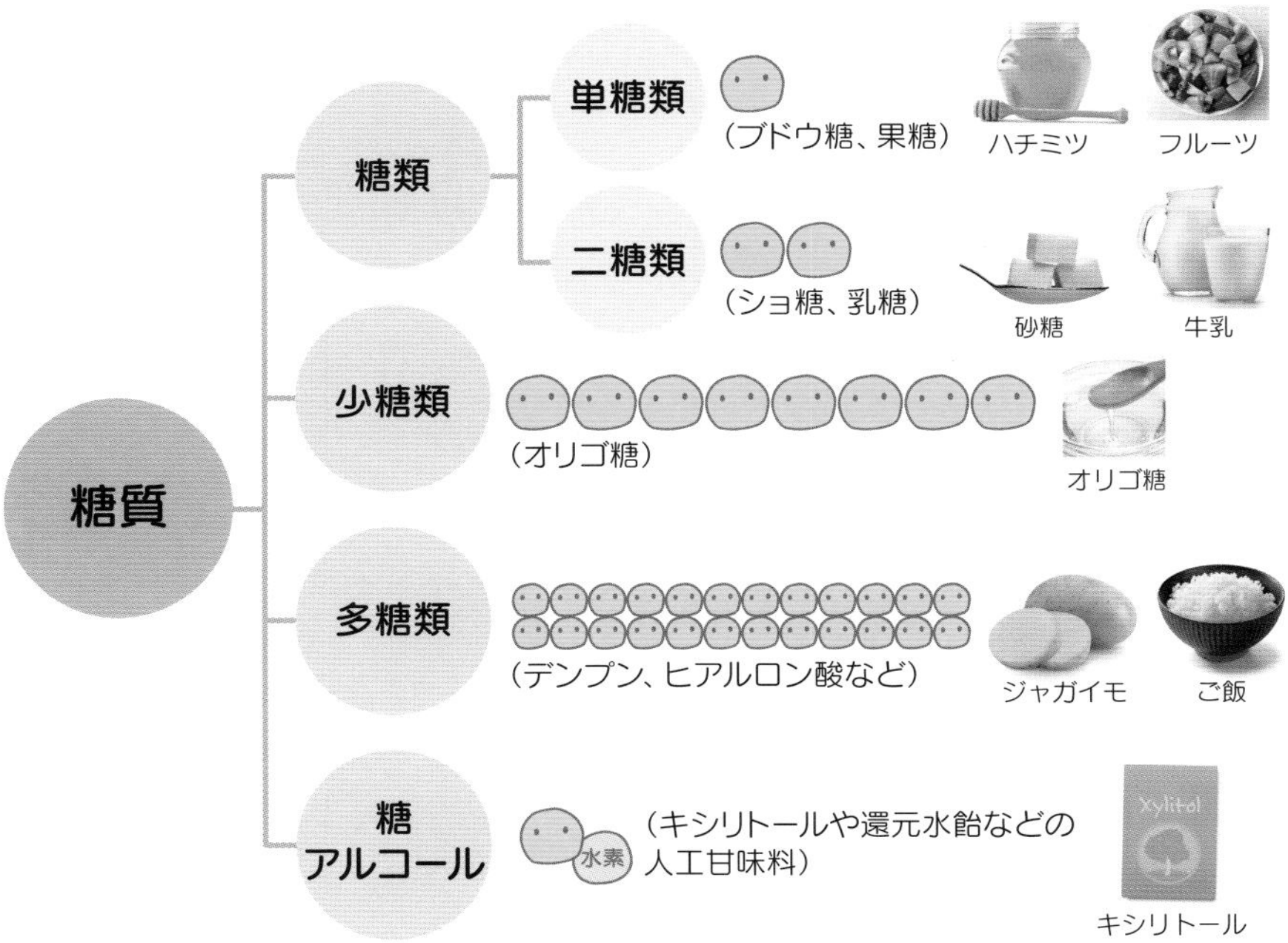

「糖質ゼロ」は糖類、少糖類、多糖類、糖アルコールが含まれていない。「糖類ゼロ」だと糖類以外のものは含まれている。

Dr. 牧田のひとこと

「ゼロ」と表示されていても、糖質・糖類が完全にゼロとは限りません。食品表示法では、食品100gあたり（飲料は100mℓあたり）の含有量が0.5g未満であれば、**「糖質ゼロ」「糖類ゼロ」**と表示してもよいことになっているからです。

「オフ」の表示にも次のようなルールがあります。

糖質オフ→明確な基準はなく、比較対象食品に比べて減っていれば「糖質○％オフ」と表示可。

糖類オフ→食品100gあたり5ｇ以下、飲料100mℓあたり2.5ｇ以下なら「オフ」と表示してもよい。

「糖質○％オフ」の商品を選ぶときは「○」の数字ではなく、パッケージやシールに記載されている「栄養成分表示」の「糖質の量」をチェックするとよいでしょう。

section 1

3

摂った「糖質」は体でどうなる？

↓燃料として使うか貯蔵される

食事などで体に入った糖質は、そのままでは大きすぎて体内で利用できません。そこで、胃や腸で小さなサイズのブドウ糖に分解され、その後、血液中に放出されます。

こうして血液中にブドウ糖が増えることを「**血糖値が上がる**」といいます。

血糖値とは「**血液中に含まれる糖の量**」のことで、単位は「**mg／dℓ**」、「**ミリグラム・パー・デシリットル**」と読みます。お菓子であれ、おにぎりであれ、糖質を含んだ食品を食べると「血糖値」が上昇します。

◆糖質は体の燃料となる

血糖値が上昇すると膵臓からインスリンというホルモンが分泌されます。**ホルモン**とは、**体の内外の状況が変化しても生命活動に支障が出ないように働くもの**です。

インスリンは次のように働きます。

□血液中のブドウ糖を全身の細胞の燃料として使えるようにする。

□ブドウ糖を肝臓、筋肉、脂肪に貯蔵する。

インスリンの働きによって血液中のブドウ糖が減っていきます。ブドウ糖が減った状態を「**血糖値が下がった**」といいます。もちろん糖は脳や体でも消費され、その場合も血糖値は下がります。

◆余った糖が脂肪となって肥満に

ブドウ糖は、燃料用に肝臓や筋肉にグリコーゲンという形で貯蔵されますが、貯蔵量には限界があります。

ブドウ糖が多すぎると肝臓や筋肉で貯蔵できなくなり、脂肪に変えられて蓄積されます。つまり「太る」わけです。

糖質をたくさん摂る生活をつづけると、**余ったブドウ糖が脂肪として蓄積**されて、どんどん太ってしまいます。

糖質が体で処理されるプロセス

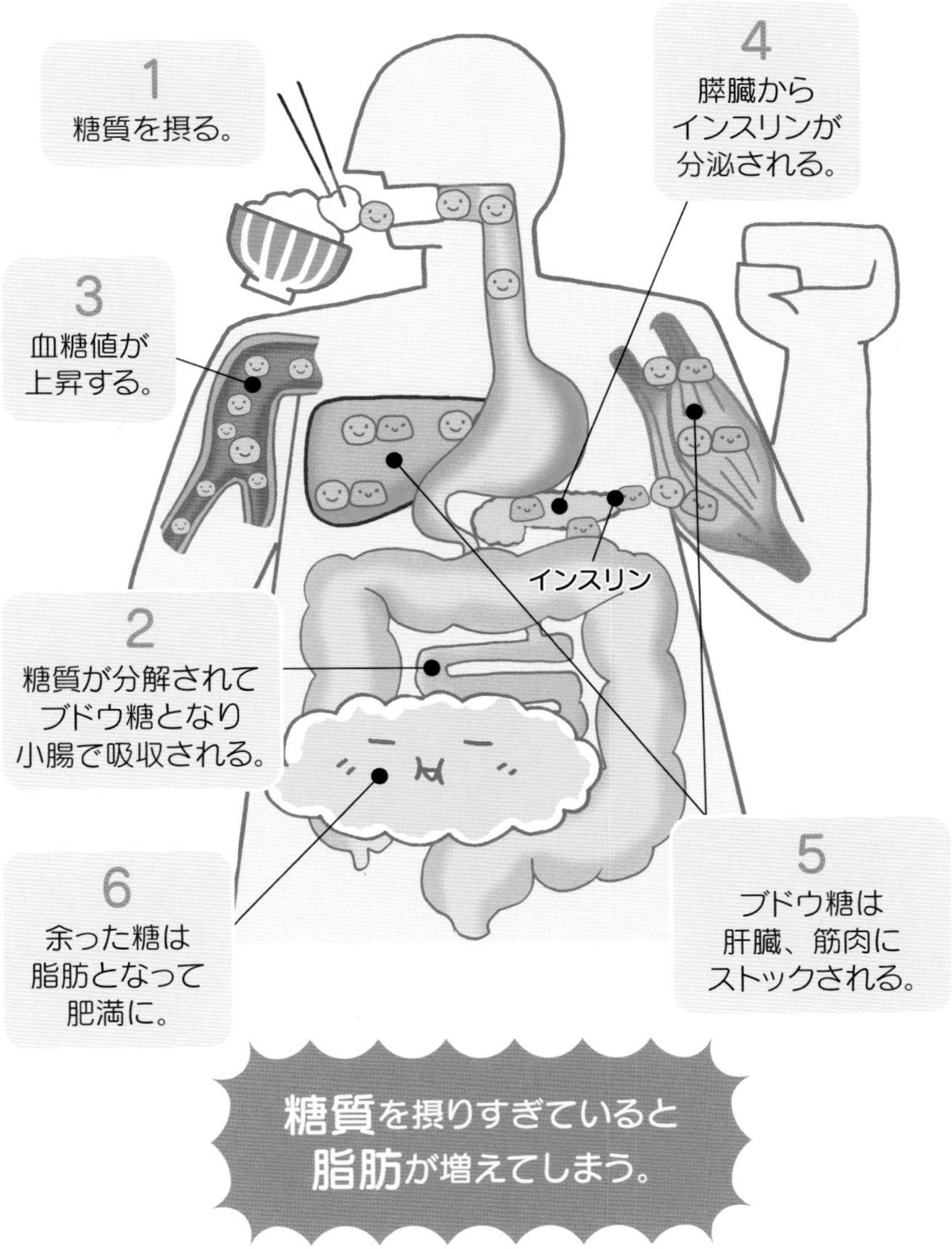
1
糖質を摂る。
2
糖質が分解されて
ブドウ糖となり
小腸で吸収される。
3
血糖値が
上昇する。
4
膵臓から
インスリンが
分泌される。
インスリン
5
ブドウ糖は
肝臓、筋肉に
ストックされる。
6
余った糖は
脂肪となって
肥満に。

糖質を摂りすぎていると
脂肪が増えてしまう。

4 「糖質」で太るとなにが問題？

↓病気のリスクが上昇

摂りすぎた糖質は脂肪になって蓄積されますが、脂肪そのものが体に悪いわけではありません。多すぎると問題なだけで、**そもそも脂肪は体にとって必要**なものです。

脂肪には寒さ暑さから体を守る「**断熱材**」、外部からの衝撃をやわらげる「**緩衝材**」のほか、**臓器の位置を保つ**働きまであるのです。

しかし、脂肪が多すぎて肝臓にたまると「**脂肪肝**」に、皮下組織でたまると「**肥満**」になってしまい、その他、左ページで示したさまざまな病気を引きおこします。

◆「牧田式」のBMIはちょっとゆるめ

脂肪の増減は体重ではっきり確認できるので、体重管理は健康管理の第一歩です。ＢＭＩを適正に保つだけで肥満が原因となる病気を予防することができます。

日本肥満学会のＢＭＩの判定基準を左ページに掲載しますが、国立がんセンターなどの研究で死亡率が増えるのはＢＭＩが30以上の人でした。その結果を反映して設定したのが「牧田式年齢別目標ＢＭＩ」です。

Dr. 牧田のひとこと

糖尿病専門医の立場から、年齢別の目標BMI値は以下のように考えています。目標値をキープするための糖質の摂りかたも参考にしてください。

●牧田式年齢別目標BMI

目標BMI値	糖質の摂りかた
44歳以下 男性22ていど、女性20ていど	糖質を多く摂りがちな世代なので日常的に糖質制限。
45～64歳 男性22～30、女性20～25	糖質制限を習慣化しなくてもOK。目標値を超えたら糖質制限。
65歳以上 男女とも30以下	目標値を超えていたり、超えそうになったら糖質を制限。

肥満が原因となる主な病気

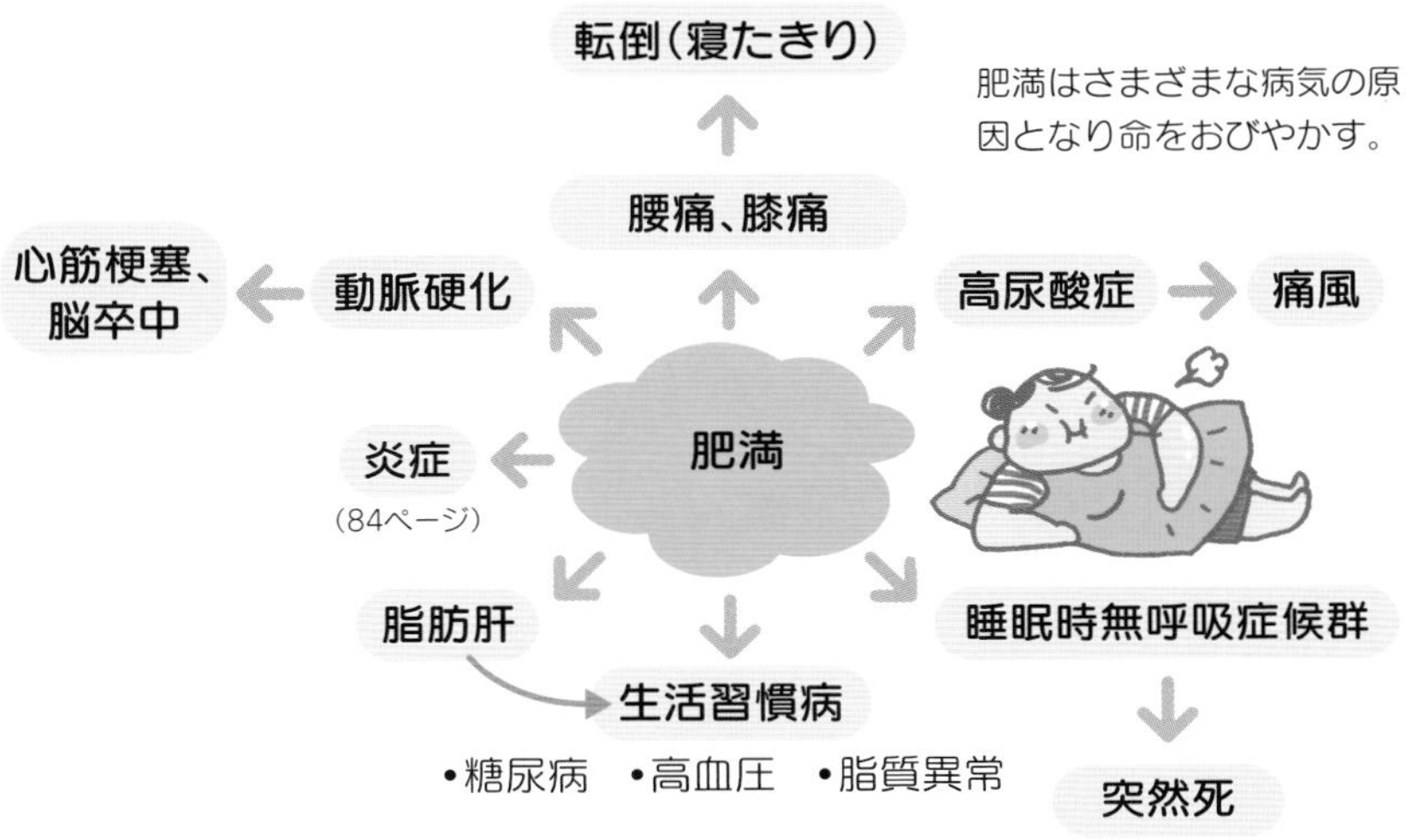

肥満はさまざまな病気の原因となり命をおびやかす。

肥満の指標BMI

$$\text{BMI} = 体重\text{kg} \div (身長\text{m})^2$$

（身長はcmではなくmで計算する）

日本肥満学会の判定基準

BMI値		判 定
18.5未満	→	低体重（痩せ型）
18.5～25未満	→	普通体重
25～30未満	→	肥満（1度）
30～35未満	→	肥満（2度）
35～40未満	→	肥満（3度）
40～	→	肥満（4度）

BMIの計算式は世界共通だが、肥満の判定基準は国によって異なる。

section 1

5

「糖質」を摂りすぎると血糖値はどうなる？

↓危険な「血糖値スパイク」が起きる

食事を摂ると血液にブドウ糖が放出されますが、血液中にブドウ糖がたくさん存在している（高血糖状態）と、ブドウ糖によって血管内部が傷つけられます。また、動脈硬化が進み高血圧にもなります。

血糖値を下げる働きのあるインスリンが分泌されるおかげでこうした害が抑えられているのですが、インスリンの量が減ったり分泌が遅れると血糖値は常に高いまま。この状態が「**糖尿病**」です。

糖質が多い食べ物を摂りつづけているとブドウ糖の処理のためにインスリンをたくさん分泌しなくてはいけません。ひっきりなしにインスリンを分泌しているとしだいに膵臓が疲れてインスリンが出せなくなってしまい、血糖値が上がったままになるのです。

糖尿病の前段階として注意しなくてはいけないのが「**血糖値スパイク**」です。

血糖値スパイクとは、血糖値が急上昇し急降下することで、次のような過程をたどります。

食事で大量の糖質を摂取したあとに血糖値が急上昇。血糖値の急上昇にあわてた膵臓が血糖値を下げるために大量のインスリンを分泌し、それよって今度は血糖値が急激に下がって低血糖状態に。

これが血糖値スパイクです。

◆血糖値は「ゆるやか」な動きが理想

血糖値はゆるやかに上がって下がるのが理想で、健康な人が適度な量の糖質を摂取する分には、血糖値が急激に上昇することはありません。

血糖値の変動では、この「ゆるやか」ということが重要です。**血糖値が大きく乱高下すると血管が大きなダメージを受けてしまう**からです。

血糖値スパイクのときの血糖値の変動イメージ

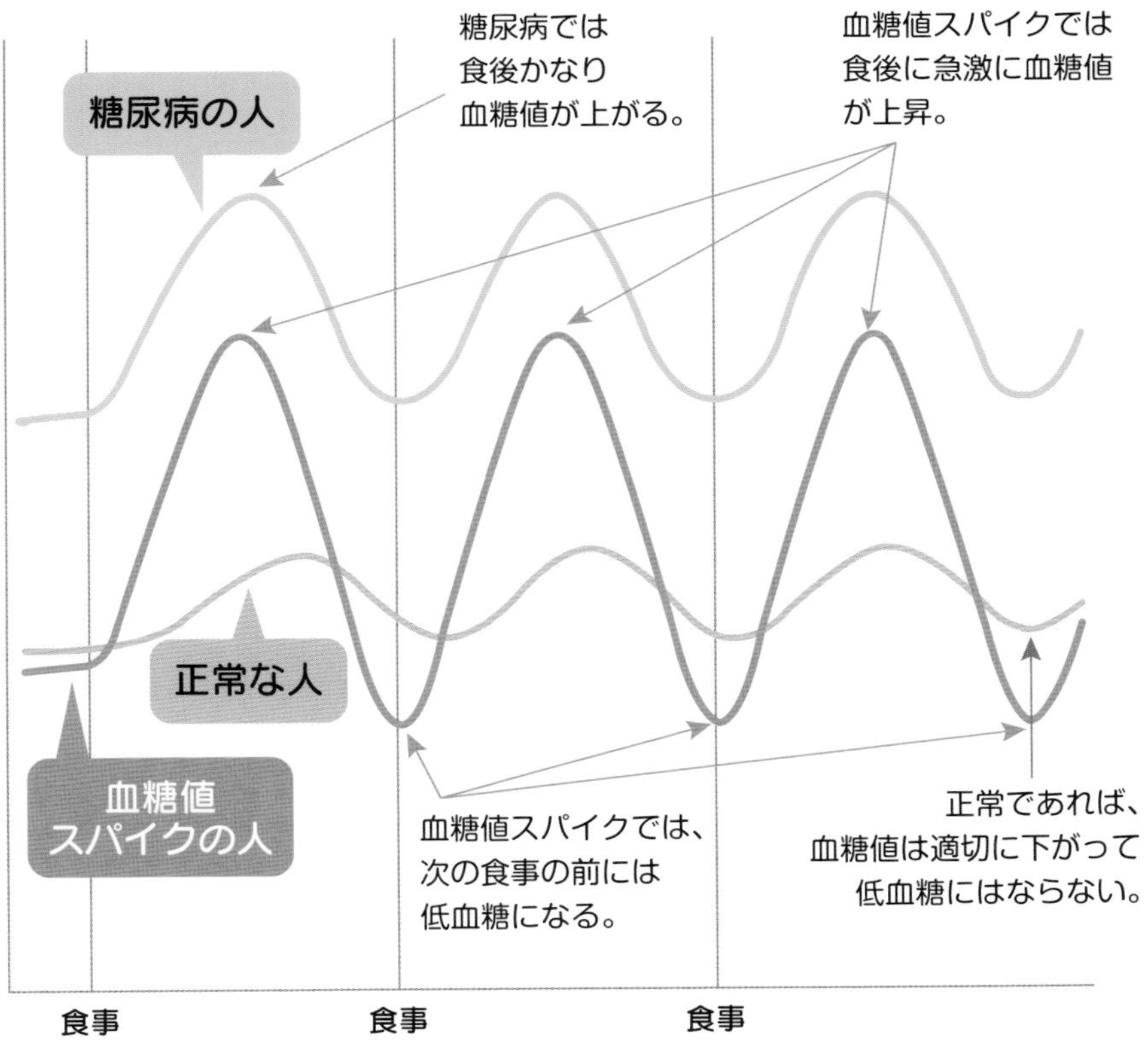
糖尿病では
食後かなり
血糖値が上がる。
血糖値スパイクでは
食後に急激に血糖値
が上昇。
糖尿病の人
正常な人
血糖値
スパイクの人
血糖値スパイクでは、
次の食事の前には
低血糖になる。
正常であれば、
血糖値は適切に下がって
低血糖にはならない。
食事
食事
食事

血糖値スパイクの人は普段の血糖値は正常で問題ないものの、食後の短時間に血糖値が急激に上下する。

Dr. 牧田のひとこと

スポーツシューズの靴底についたスパイクは鋭角ですよね。あのスパイクのような鋭角を描いて血糖値が乱高下することから「血糖値スパイク」の名がつきました。

「血糖値スパイク」が続くとどうなる?

↓動脈硬化や低血糖症につながる

血糖値スパイクをくり返すと血管が傷つけられます。**血管が健康でないと動脈硬化となり、心筋梗塞や脳卒中につながる**こともあります。

また、血糖値を下げるインスリンが多い状態も体に悪影響を与えます。アルツハイマーやがんのリスクを上げる可能性があるからです。血糖値は**適正な範囲に収まっていることが大事**なのです。

空腹時の血糖値は99mg/dℓ以下が望ましいとされていますが、70よりも下がると要注意。「**低血糖**」ゾーンに入ってしまい、さまざまな症状があらわれます。

◆不安やイライラなどメンタルにも影響

血糖値が70mg/dℓを切ると、眠気、頭痛、吐き気などのほか、「やる気が出ない」「イライラする」といった状態になります。

さらに血糖値が下がって50mg/dℓを下まわると、動悸、めまい、ふるえ、血圧の上昇、脈や呼吸が速くなるなど、体調に明らかな異変がみられます。

ついに30mg/dℓを切ると、意識がもうろうとしたり、けいれんを起こしてしまうこともあります。

血糖値スパイクを何度もくり返していると、インスリンが適正に分泌されなくなり、**過剰に分泌されたときには血糖値を必要以上に下げてしまう**ようになります。

こうした状態を「**反応性低血糖症**」といいます。

動悸、息苦しさ、冷や汗のほか、不安や焦燥感、集中力の低下といった症状があらわれるのです。

メンタル面の症状が強いと精神科や心療内科を受診し、**うつ病や自律神経失調症と誤診されてしまう**ケースも見受けられます。

低血糖で起こる主な症状

血糖値	症状
70mg/dℓ以下	**交感神経症状** 眠気、頭痛、吐き気、気力低下、イライラ、不安感、発汗、悪寒など。
50mg/dℓ以下	**中枢神経症状** 動悸、めまい、ふるえ、血圧上昇、脈や呼吸が速くなるなど。
30mg/dℓ以下	意識混濁、けいれん、こん睡など。

警告症状。

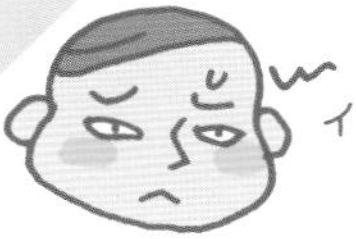

脳などの中枢神経で糖が不足した状態。

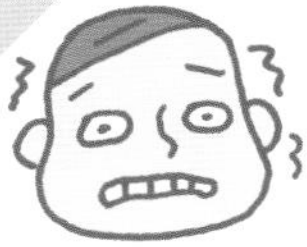

70mg／dℓ以下で、血糖値を上げようとする自律神経の交感神経の働きによって症状があらわれる。この交感神経症状のことを警告症状と呼ぶ。さらに血糖値が下がると、中枢神経症状が出現する。

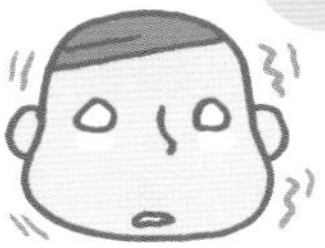

「血糖値スパイク」が起きているか知りたい

→「テスト」で確認

血糖値スパイクは、食後1～2時間の血糖値を測定することで判定できます。

このときの血糖値が140㎎／dℓ以上であれば、血糖値スパイクが起きていることになるのです。

しかし、一般家庭で食後の血糖値を測定するのは、なかなか難しいことでしょう。

実は、食後だけでなく日常の、それこそ就寝中も含めた血糖値の変動を、数日に渡って細かく正確に測定する方法もあるのですが（56ページ）、ここでは簡単なチェックテストを紹介します。

◆血糖値は健康指数

最近は体重計の機能が向上し、体重だけでなく体脂肪率や基礎代謝、体重やＢＭＩ（26ページ）、骨格筋率なども自宅で簡単に把握できるようになりました。

また、家庭用の血圧計を愛用している方も多いでしょう。健康にかかわる数値にはさまざまなものがありますが、最も重要なもののひとつが「**血糖値**」といえます。

◆健康診断では血糖値スパイクはわからない

血糖値が健康に大きくかかわる数値であっても、健康と思っている方が、そんなに頻繁に血糖値を測定することはありません。血糖値を測定するのは、せいぜい年に一回の健康診断くらいではないでしょうか。

しかし、健康診断は前日の夜から絶食した状態で受けるので、そこでわかるのは「空腹時」の血糖値。これでは食後に急激に血糖値が上下する「血糖値スパイク」に見舞われているかは判断できません。

左ページのチェックテストで、血糖値スパイクが起きているか調べてみましょう。

血糖値スパイクチェックテスト

次の質問に、いくつあてはまりますか？

- □ 朝食を食べない。
- □ 食事は10分以内で済ます（早食い）。
- □ 炭水化物中心の食事。
- □ 甘いものが好き。
- □ 食事を抜くことがある。または食事時間が不規則。
- □ 食後は体を動かすのがおっくう。
- □ 食後2時間以内に、ぼんやりしたり、強い眠気を感じる。
- □ ダイエット → リバウンドの経験が2回以上ある。
- □ 睡眠時間が6時間以内。
- □ 寝ても疲れが取れない。
- □ 運動の習慣がない。

あてはまるのが……

2個以下　血糖値スパイクのリスクは、限りなく低いでしょう。糖質の摂りすぎに気をつければ十分です。

3〜6個　血糖値スパイクを起こしていることがあるでしょう。糖質コントロールの正しい知識を身につけ、生活を改善してください。

7個以上　頻繁に血糖値スパイクを起こしています。食事・運動習慣を含め、生活をガラリと変える覚悟が必要です。

糖質の害を知っても食べたくなるのは？

↓糖質には中毒性があることが原因

人間は欲望が満たされたとき、とても幸せな気持ちになります。それは「脳内麻薬様物質」といわれるドーパミンが脳から放出されるからです。

ドーパミンは神経伝達物質（情報を伝えるホルモン）のひとつで、脳に強い幸福感＝快感をもたらします。この快感に脳はすっかり魅了され、快感を求めて同じ行動を何度も取るようになります。

こうした脳の仕組みを巧みに突いたのが覚醒剤などの違法薬物です。違法薬物を摂取すると大量のドーパミンが放出され強い快感に包まれるので、その快感に溺れて摂取しつづけるうち、いつしか中毒となってしまうのです。

実は私たちの身近にも違法薬物同様に中毒症状を招くものがあります。

それは法的に規制もされず、子どもでも簡単に手に入れて口にすることができ、**健康を害するほどの中毒性**があります。**身近な中毒物質、それは「糖質」**です。

糖質を摂取すると、脳では違法薬物を摂取したときと同様のことが起こります。つまり、ドーパミンが大量に放出され強い快感で満たされるのです。

◆たくさん摂らないと満足できない

さらに中毒症状の恐ろしいところは、摂取量がエスカレートする点にあります。中毒物質の刺激に脳が慣れてしまうので快感を得るためにはたくさん摂取する必要があるからです。これは加速度的に健康がむしばまれる危険があることを意味します。

気分転換や食後に飲むコーヒーに入れる砂糖の量が少しずつ増えている。おやつに食べるクッキーが1枚で満足だったのが、気がつくと袋半分食べるようになり、いまでは一袋開けるのが当たり前になっている……。心当たりがあるようなら糖質中毒の可能性があります。

糖質を食べはじめたら止まらなくなるのは、「おいしいから」「疲れていて糖分を欲しているから」ではありません。糖質中毒になっているからなのです。

◆禁断症状でさらに糖質を欲する

快感をもたらすドーパミンですが、しばらくして効果が切れると不安やイライラなど、それまでの快感とうってかわって不快な気分が広がります。つまり「禁断症状」が起こるわけです。これは血糖値が下がったためで、禁断症状を鎮めるためにはさらに糖質を摂取する以外にありません。

こうして糖質の摂取量が増え、摂取の間隔も短くなり、どんどんのめりこんで「糖質ジャンキー」になるのです。

糖質中毒になると、起きているあいだじゅう糖質がほしくてたまりません。糖質を摂る間隔が空いてしまうと、**眠気、倦怠感、頭痛、集中力の低下といった不快で不安な症状（低血糖症状）**があらわれるからです。

そして再び糖質を摂取し、ドーパミンで快感を得て、その効果が切れて不快な症状があらわれると抜け出すためにまた糖質に走る……と、糖質中毒はどんどん深みにはまってしまいます。

糖質の摂りすぎは中毒になる

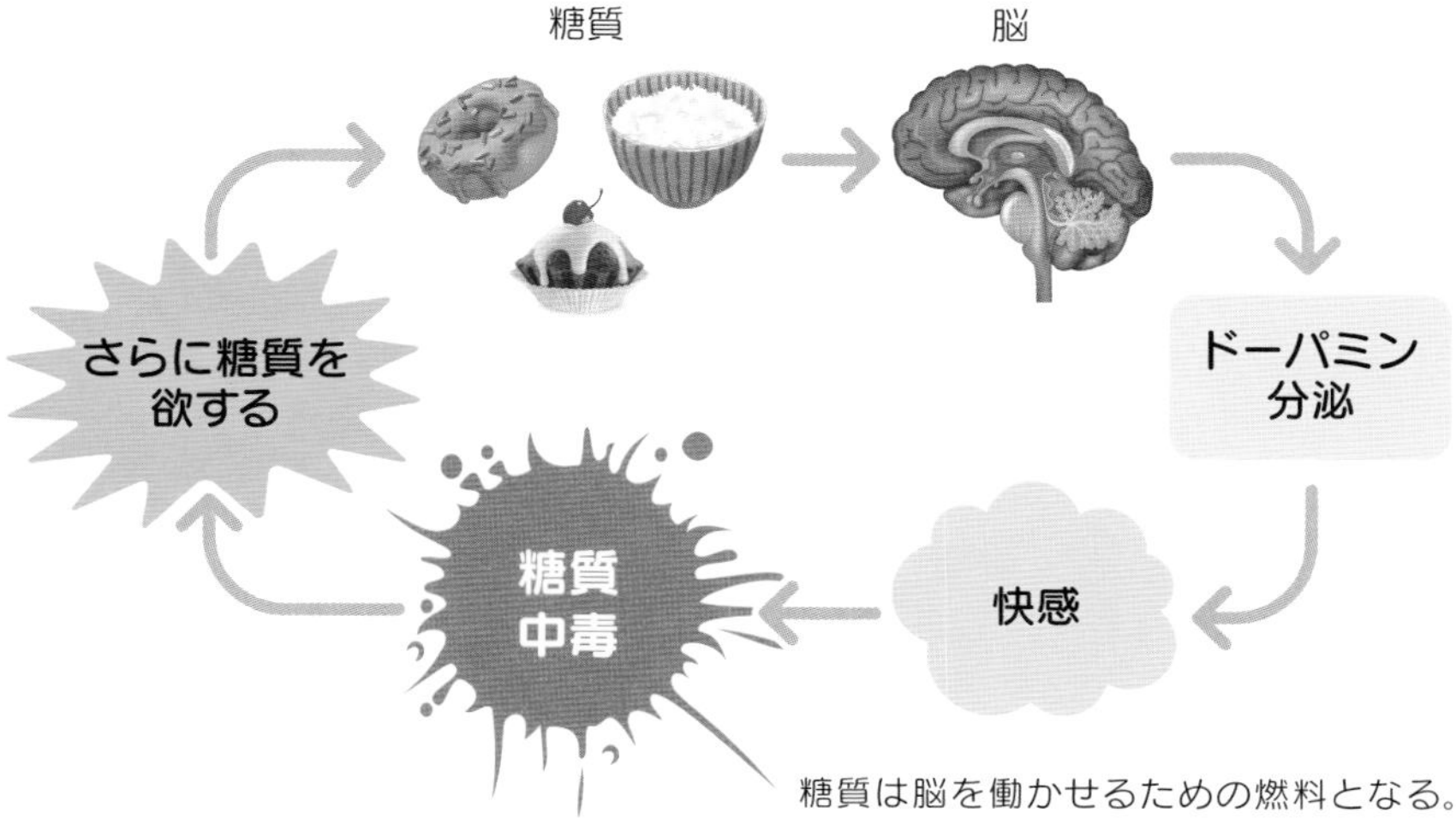

糖質は脳を働かせるための燃料となる。脳は燃料となる糖質を食べると、喜んでドーパミンを放出する。

糖質の摂りすぎで太ると痩せにくくなる？

↓痩せるホルモンが効きにくくなる

食欲を抑制する「**レプチン**」というホルモンがあります。食べすぎを防いでくれることから、レプチンは「痩せるホルモン」とも呼ばれます。

◆食後しばらくすると分泌され食欲を抑制

レプチンは脂肪から分泌されるホルモンです。**満腹中枢を刺激して食欲が落ちつくよう脳に働きかける**作用があります。

レプチンの目的は体が太らないようにすること。

食事を食べはじめて20～30分ほどでレプチンが脂肪から分泌されると、脳はお腹がいっぱいになったと判断します。「早食いは太る」といわれるのは、レプチンが分泌されて満腹を感じる前に、どんどん食べまくってしまうからなのです。

また、レプチンには交感神経を活発にする働きもあります。交感神経が働くとエネルギーが使われるため脂肪を燃やしやすくなります。

◆太るほど痩せにくくなる

レプチンは脂肪から分泌されるので、太っていればそれだけたくさん分泌されそうですが、残念ながらそううまくはいきません。**太っているとレプチンの分泌量は減ってしまう**のです。

また、レプチンを活性化させるためにはレプチンをキャッチする「受容体（ホルモンなどを受けとって細胞に伝えるもの）」がきちんと働いていなくてはいけません。**脂肪が多いとレプチン受容体がうまく働かない**ことがわかっています。

糖質の摂りすぎから脂肪が増えると、食欲を抑制する働きも低下して、どんどん太ってしまうのです。

太るほど「痩せるホルモン・レプチン」が働かない

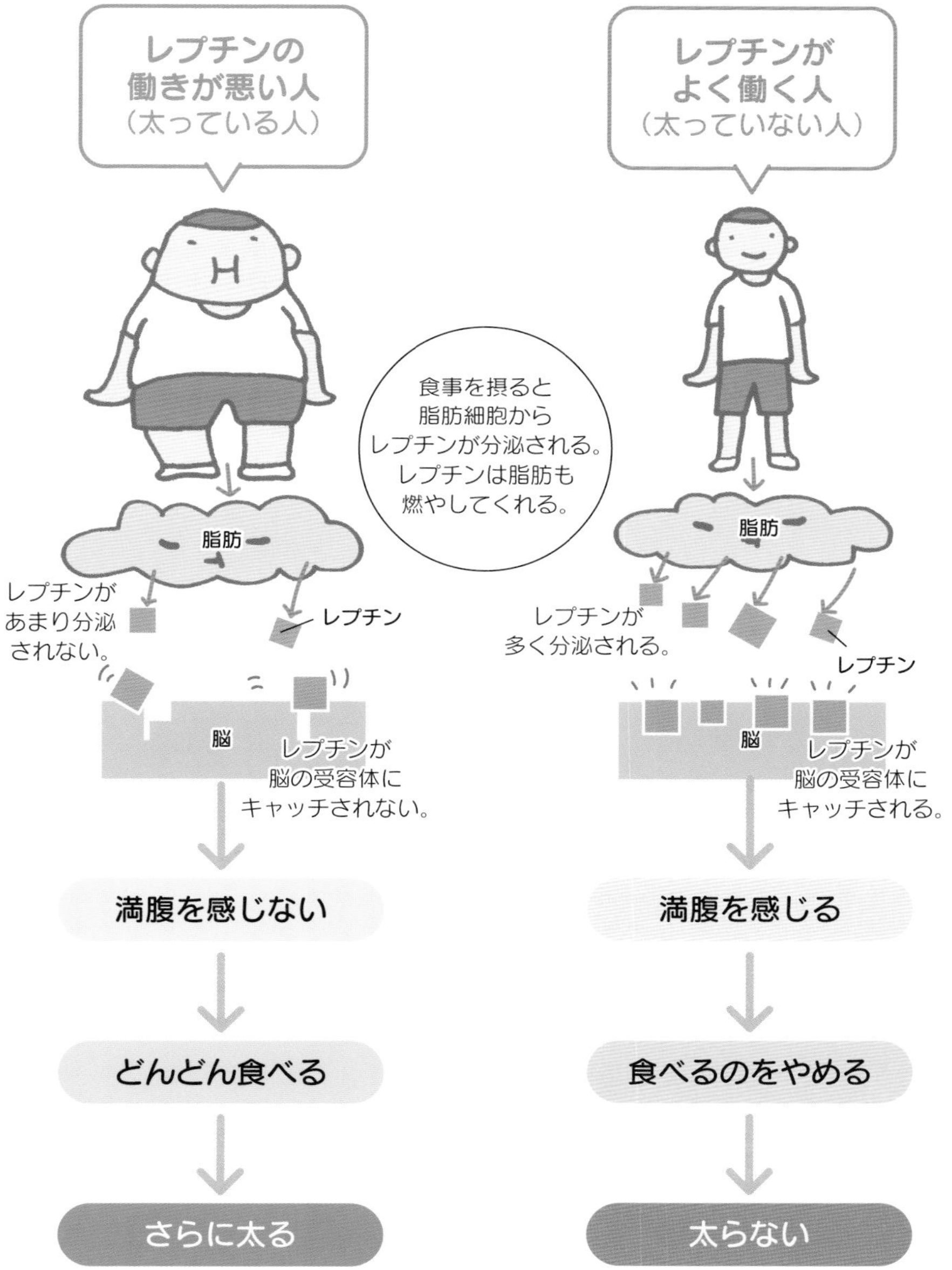
レプチンの
働きが悪い人
(太っている人)
レプチンが
よく働く人
(太っていない人)
食事を摂ると
脂肪細胞から
レプチンが分泌される。
レプチンは脂肪も
燃やしてくれる。
脂肪
レプチンが
あまり分泌
されない。
レプチン
脳
レプチンが
脳の受容体に
キャッチされない。
脂肪
レプチンが
多く分泌される。
レプチン
脳
レプチンが
脳の受容体に
キャッチされる。
満腹を感じない
どんどん食べる
さらに太る
満腹を感じる
食べるのをやめる
太らない

column

糖質オフって体に悪くない？

「糖質オフは最強のダイエット法って聞いたけど、簡単で効果があるって逆に不安……」という方へ。

糖質を摂りすぎると肥満となり、肥満が原因の病気へと派生していきます。また、糖質をたっぷり摂っていると「**糖質中毒**」（34ページ）になるほか、血糖値の乱高下がメンタル面に影響を与えるなど、デメリットばかりです。

ただ、こうした状態になるには「糖質を摂りすぎている」からで糖質そのものが悪いわけではありません。適量の糖質であれば太ることはないので安心してください。

糖質の摂取量の目安としてほしいのが「牧田式年齢別目標ＢＭＩ」（26ページ）です。この範囲に体重が収まるように糖質の量を調整していけば、「痩せる」「病気のリスクが減る」「気持ちが安定する」と、嬉しい健康効果がもたらされます。

それでも「糖質オフ」を実践するにあたって、次のような疑問や不安を抱く方がいます。

不安1 糖質を制限すると低血糖になるのでは？

糖質はブドウ糖に分解されて、全身の細胞の大事な燃料となります。

そのブドウ糖の量が減って低血糖になってしまうと体がうまく動かなくなるので、血糖値を上げるためのホルモンが出動して血糖値が下がりすぎないようにしてくれるのです。

血糖値を上げるホルモンは複数あるので（90ページ）、**低血糖になる心配はありません。**

また、低血糖を防ぐために肝臓にストックした糖も使用されます（98ページ）。

ただし、糖質中毒になっていて糖質をたっぷり摂ること が習慣化していると、低血糖になるリスクが上昇します。

それこそ毎食後、血糖値スパイクをくり返しているような食生活を送っていると、反応性低血糖症になる危険があるのです（30ページ）。

糖質オフによって糖質の過剰摂取にストップをかけることで、反応性低血糖症にブレーキをかけることができます。

不安2 糖質オフって、お腹すかない？

糖質オフは簡単に体重を落とせます。試しに今日から夕食だけ主食を抜いてみてください。早い人では翌日には体重が減っているでしょう。

こんなにあっけなく痩せられると、なにか裏がありそうですよね。例えば「強烈な空腹感があるのでは？」とか。

でも、糖質こそ減らしますが、**魚・肉、野菜はしっかり食べても大丈夫**です。

もし、**空腹を感じたときは、糖質が少ないナッツや高カカオのチョコレート**（187ページ）**などをおやつに食べても問題ありません。**

空腹をガマンするという従来のダイエットにありがちな苦痛がないのは画期的といえるでしょう。簡単で効果は抜群、なによりガマンと無縁なのが「糖質オフ」のダイエットの魅力です。

ただし、「糖質以外を目一杯食べてもよい」というわけではありません。最新の研究では「腹八分目」よりも「腹七分目」が健康によいことがわかっています（138ページ）。

不安3 簡単に痩せられるなら、リバウンドもしやすいのでは？

糖質オフがリバウンドしやすいのではありません。**リバウンドの可能性を高くするのは「過剰なガマン」**です。

例えば毎食2杯食べていた白米を一気にやめれば、当然体重は減ります。が、長年の習慣を突然断ち切ってしまうと大きなストレスになるのは確実。

極端な糖質オフに走って「ガマンガマン」の日々では継続は難しくなります。仮にがんばって目標体重に達したとしても、それまでのガマンの反動から糖質を摂りすぎてリバウンドしてしまうのです。

section 1
10

「タンパク質」ってなに?
↓体のあらゆるパーツの材料

糖質(炭水化物)、脂質と並んで三大栄養素のひとつであるタンパク質は、**肉、魚介、卵、大豆製品、乳製品などに多く含まれる栄養素です**。人間の体の約60パーセントを占めるのは水分ですが、その次に多いのがタンパク質で、その比率は約20パーセントに及びます。

◆人間はタンパク質でできている

タンパク質がこれだけ豊富に人体に存在するのは**タンパク質が「体をつくる材料」だから**。髪の毛、爪、皮膚、骨、内臓、筋肉、血液、ホルモン、酵素など、すべてタンパク質を材料につくられています。

そのため、体のあらゆるところにタンパク質が存在しているのです。

ちなみに**酵素**とは、消化や吸収、代謝など体内でおこなわれている化学反応を促すもので、例えば糖質を分解する酵素などがあります。

◆タンパク質はアミノ酸の集合体

タンパク質は20種類のアミノ酸がつながってできています。**アミノ酸**とはタンパク質の元となるもの、構成するものと覚えておけばよいでしょう。

20種類のアミノ酸のうち、ひとつでも欠けてしまうとタンパク質をつくることはできません。

20種類のアミノ酸のうち、**体内で合成できる11種類を「非必須アミノ酸」といい、合成できない9種類を「必須アミノ酸」といいます**。必須アミノ酸は体のなかでつくることができないので、食品から摂らなくてはいけません。

20種類のアミノ酸がさまざまな数でくっつくことによって、人間の体に存在する約10万種類ものタンパク質ができあがっているのです。

タンパク質の主な働きと過不足の影響

タンパク質

	主な働き	摂りすぎ	足りない
タンパク質	体をつくる材料	排泄される	肌や髪のトラブル、筋肉量の減少

含まれる食品

魚、脂の少ない肉、卵、乳製品、豆、豆製品など

体の約20%はタンパク質

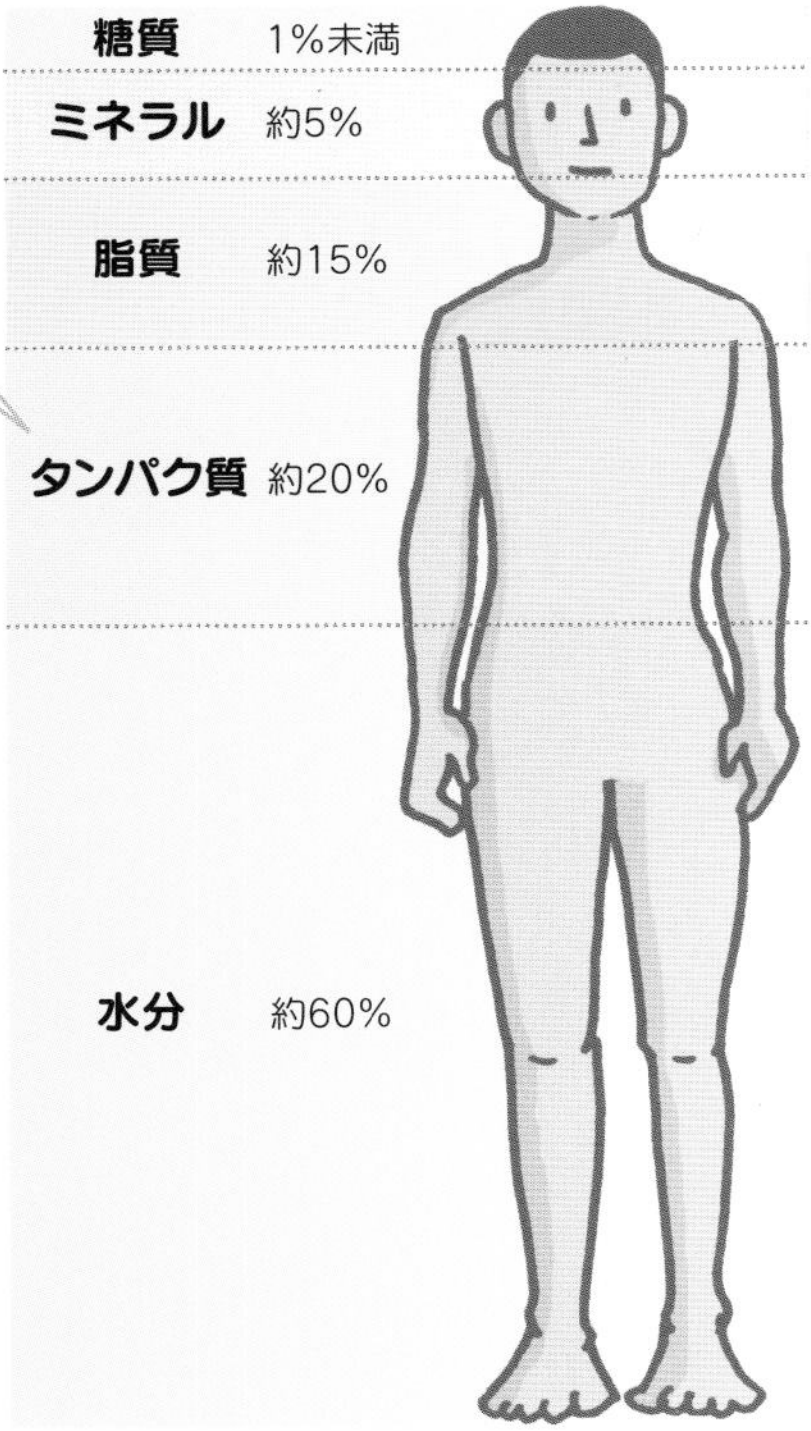

髪の毛、爪、皮膚、骨、内臓、筋肉のほか、血液やホルモン、酵素の材料になる。

タンパク質をつくるアミノ酸

非必須アミノ酸（11種）

●体内で合成できる。

アルギニン・グリシン・アラニン・セリン・チロシン・システイン・アスパラギン・グルタミン・プロリン・アスパラギン酸・グルタミン酸

必須アミノ酸（9種）

●体内で合成できない。

バリン・イソロイシン・ロイシン・メチオニン・リジン・フェニルアラニン・トリプトファン・スレオニン・ヒスチジン

section 1
11

食べた「タンパク質」はどうなる?
↓アミノ酸に分解して使われる

タンパク質は、アミノ酸が数十から数万個つながってできています。そのため、食品から摂取してもそのままでは大きすぎて吸収できません。

そこで、**吸収できる大きさにするため体内でアミノ酸へと分解**されます。

◆ペプチドを経てアミノ酸へ

食品から摂取したタンパク質は、まずは胃の消化酵素の働きによって分解されます。でも、まだサイズは大きいままです。次に十二指腸に進み、別の消化酵素によってさらに分解されます。

そして、小腸に進んで別の消化酵素により「**ペプチド**」に分解されます。ペプチドは2～20個ほどのアミノ酸がくっついたものです。

タンパク質はペプチド、そしてアミノ酸へとどんどん分解され、アミノ酸になったところで小腸で吸収され、肝臓へと運ばれます。

◆吸収されたアミノ酸は肝臓へ

アミノ酸は肝臓で別のタンパク質に再合成され、血液によって運ばれて髪の毛、爪、皮膚、骨、内臓、筋肉、ホルモン、酵素などの材料として使われます。

肝臓では不要になったタンパク質の処理もしています。そして、処理後に発生した老廃物は、腎臓でろ過され尿などとなって捨てられます。

分解・再合成を経て、体のあらゆるところの材料として使われるタンパク質は大切な栄養素です。

タンパク質が足りなくなって困ることのないように、タンパク質の材料であるアミノ酸を貯蔵する機能が体には備わっています(次節)。

タンパク質がアミノ酸になるまで

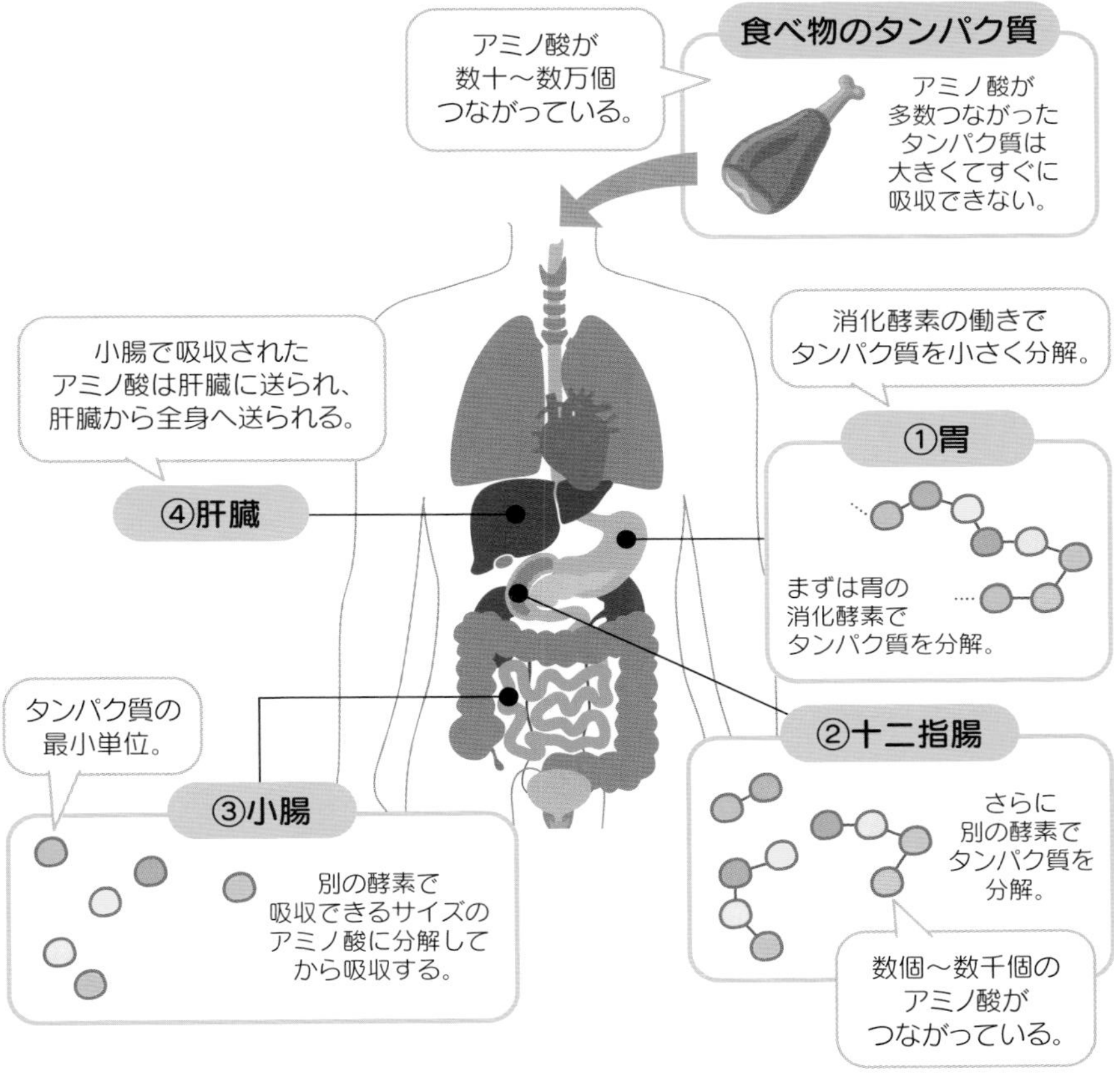
アミノ酸が
数十〜数万個
つながっている。
食べ物のタンパク質
アミノ酸が
多数つながった
タンパク質は
大きくてすぐに
吸収できない。
消化酵素の働きで
タンパク質を小さく分解。
①胃
まずは胃の
消化酵素で
タンパク質を分解。
小腸で吸収された
アミノ酸は肝臓に送られ、
肝臓から全身へ送られる。
④肝臓
②十二指腸
さらに
別の酵素で
タンパク質を
分解。
数個〜数千個の
アミノ酸が
つながっている。
タンパク質の
最小単位。
③小腸
別の酵素で
吸収できるサイズの
アミノ酸に分解して
から吸収する。

身体活動レベル別のタンパク質の目標量(g/日)

タンパク質の1日の摂取量は年齢や運動量によって異なります。

性別	男性			女性		
身体活動レベル	低い	普通	強い	低い	普通	強い
18〜29歳	75〜115	86〜133	99〜153	57〜88	65〜100	75〜115
30〜49歳	75〜115	88〜135	99〜153	57〜88	67〜103	76〜118
50〜64歳	77〜110	91〜130	103〜148	58〜83	68〜98	79〜113
65〜74歳	77〜103	90〜120	103〜138	58〜78	69〜93	79〜105
75歳以上	68〜90	79〜105	−	53〜70	62〜83	−

「日本人の食事摂取基準(2020版)」厚生労働省

「アミノ酸」の貯蔵方法は？

→筋肉や血液にストックする

食事から摂ったタンパク質は体内でアミノ酸に分解されたのち、別のタンパク質に再合成されて全身のあらゆるところで利用されます。

◆「アミノ酸プール」に貯蔵

体内のタンパク質は毎日新しいものがつくられ、古いものは捨てられ常に入れ替わっています。

この入れ替えのバランスが崩れないように、体内にはタンパク質の材料であるアミノ酸を貯蔵する**「アミノ酸プール」**があります。

タンパク質を分解してできたアミノ酸は**筋肉や血液中など全身に貯蔵**され（アミノ酸プール）、必要に応じてアミノ酸プールのアミノ酸をタンパク質に合成して利用します。

健康な人であれば、タンパク質からアミノ酸への分解、アミノ酸からタンパク質への合成は、同じ量です。分解と合成のバランスを保つには、タンパク質をしっかり摂る必要があります。

◆タンパク質が腎臓を疲れさせる

不要になったタンパク質は分解されて腎臓でろ過されるのですが、これは腎臓にとっては負担となります。

腎臓は尿をつくるほか、血圧を調整する、造血ホルモンを分泌させる、骨の生成に必要なビタミンをつくる、細胞内外の水分を一定に保つといった重要な役割があります。

腎臓へのストレスを軽くするために、腎臓病の患者さんには負担の原因である**タンパク質の摂取に厳しい制限が出される**のです。

とはいえ、食事だけで腎臓を壊すほど大量のタンパク質は摂れません。危険なのはプロテインなど人工的タンパク質で、これについては次のコラムをぜひ読んでください。

排泄された分の

タンパク質はアミノ酸プールでストックされる

食事で補給する。

合成する量
分解する量

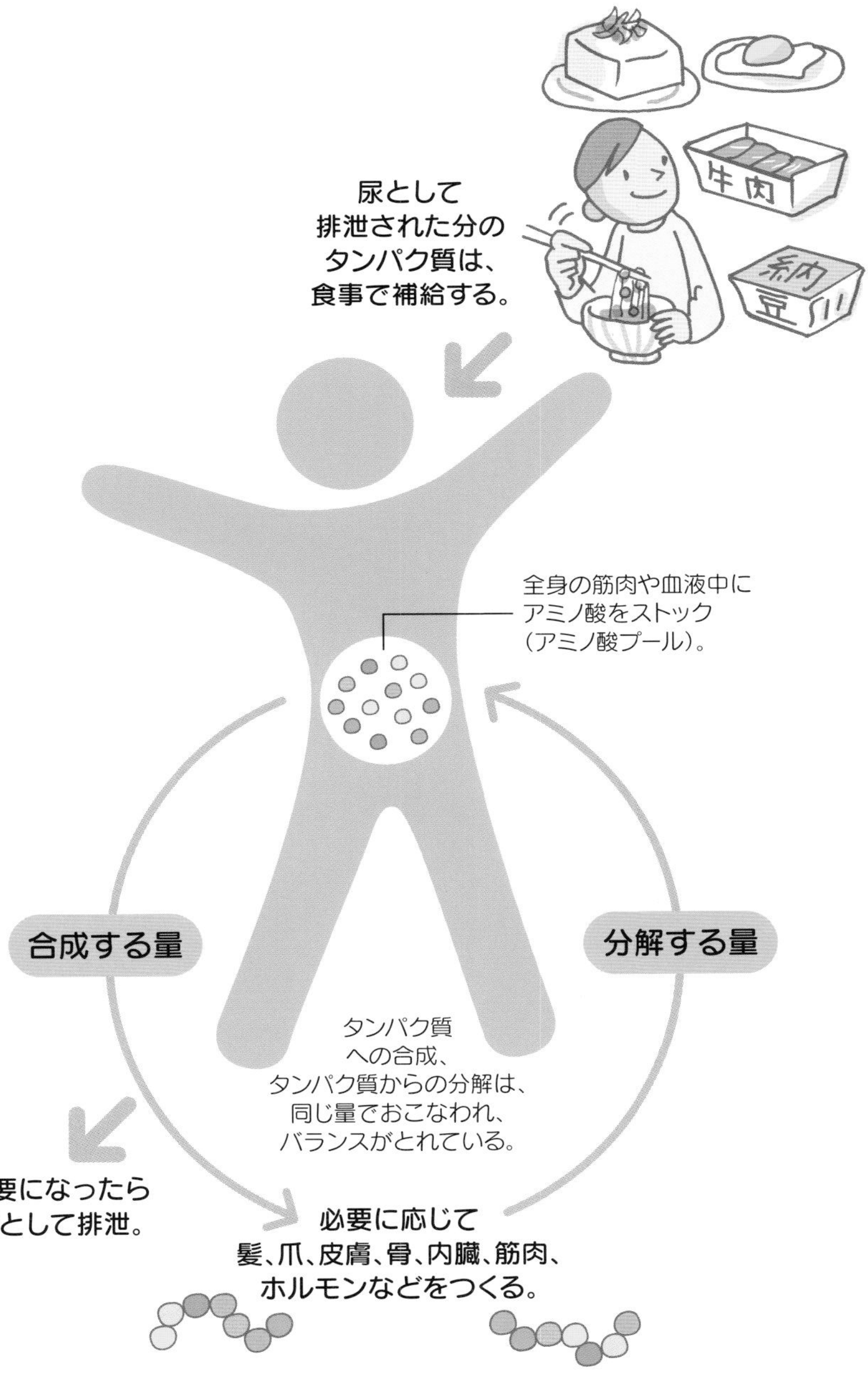
同じ量でおこなわれ、
不要になったら
尿として排泄。
ホルモンなどをつくる。

column

プロテインが体によくない理由

健康意識の高い人ほど腎臓を壊す？プロテインの知られていないリスク

沈黙の臓器といえば「肝臓」。

これはよく知られていますが、腎臓もまた沈黙の臓器といえます。

かなり悪くなるまで自覚症状がなく、気づかぬうちにジワジワ悪化していくのです。

そのため、日本では実に成人5人に1人、2100万人もの慢性腎臓病の患者がいると考えられています。

さらに恐ろしいのは、腎臓はあるラインを超えて悪化すると自然治癒が望めない点です。

食事制限や投薬などの甲斐なく、症状が進行して腎不全にまで至ってしまうケースもあります。そうなると腎臓移植や人工透析が必要となってしまい、QOL（生活の質）に大きな影響が出ること必至です。

◆腎臓病のリスクは皆に等しくある

慢性腎臓病の引き金となるのは、高血圧、腎炎、糖尿病、腎硬化症などがありますが、最も大きな原因は誰にでも訪れる「加齢」です。

つまり、人は誰しも慢性腎臓病のリスクを抱えているといってもよいでしょう。

大事な腎臓を少しでも長持ちさせたいものですが、腎臓をはじめとした臓器は絶えず働いています。動きをストップさせて休ませるわけにはいきません。

腎臓を守るためにできることといえば、よけいな負担をかけないこと。これにつきます。

そして、腎臓にとってよけいな負担となることの筆頭に挙げたいのがプロテインの摂取です。

◆人工的なプロテインに要注意

前節で説明したように、タンパク質は体内での代謝の過程で毒素を産生し、その処理を担うのが腎臓です。

また、体内でもてあましたタンパク質を排泄するのも腎臓の役割となっています。

タンパク質の処理を担っている腎臓にとって、タンパク質の過剰摂取は負担になるばかりで、よいことなどないわけです。

一般的な食事で腎臓に負荷がかかるほどのタンパク質を摂取するなどそうそうありません。

危険なのは粉末やゼリー状の人工的なプロテイン（またはアミノ酸）を摂取することです。

私の患者さんのなかにも、ジムなどで勧められたプロテインを健康のためにとせっせと飲んだばっかりに、腎機能の低下を招いてしまった方がいらっしゃいます。

健康のためにと始めたことで健康が害されるとは、なんとも不幸なことではありませんか。

この患者さんに限らず多くの方がこう思っています。

「プロテインは体に必要。補給しなくてはいけない」

日本人の腎臓が心配になってしまいます。

メディアではプロテイン製品の広告や、効能を列挙した記事が当たり前のように並んでいるので、「プロテイン＝健康」とすりこまれるのは仕方がないのかもしれません。

それにしても、これほどプロテインの「健康効果」が浸透してしまったのは次のような誤解の積み重ねにあるといえます。

誤解1 運動したらプロテインが必要という誤解

運動によって体内のブドウ糖が消費されるとエネルギーが不足するので、筋肉のタンパク質がエネルギー源として使われる。だから、筋肉の材料となるプロテインを補給して筋肉の再生を促す……。

これはまったくの勘違い。**糖質がなくなると次にエネルギー源として使われるのは脂肪**です。

しかも、普通体型の人であれば、1か月以上糖質ゼロでも生きられるほど体内にはしっかり脂肪が備蓄されています。

エネルギー不足で筋肉内のタンパク質まで持ちだすという状況は現代の文明社会では、まずありえません（104ページ）。

ジムやスポーツなどでひと汗流した、いつもよりハードに動いたくらいで筋肉プロテインの補給は不要。

そんなことをしても筋肉を再生するどころか、腎臓を傷つけるだけなのです。

誤解2 筋肉強化のためにはプロテインが必要という誤解

筋肉を増強するには運動が不可欠です。

運動によって筋肉が壊れ、壊れた筋肉を修復する、そしてまた運動して……とくり返すうちに筋肉が鍛えられて太く大きくなっていくからです。

こうしたプロセスのなかで筋肉修復を促すためにはプロテインが必要だと信じられてきましたが「アスリートやボディービルダーにプロテインは不要」という研究結果が発表されています『Proceeding the Nutrition Society』（1994年）。

この研究では次のことがわかりました。

男女26人のボディービルダーに高タンパク食を試したものの筋力増強の効果は見られなかった。

プロテイン推進派にとってはこれだけでもショックでしょうが、エール大学の実験結果はさらに衝撃的でしょう。

アスリートに5か月にわたって1日のタンパク質摂取量をわずか55グラムにするという「50パーセントのタンパク制限食」にしたところ、筋力は落ちるどころか35パーセントも増加したというのです。

いかがですか？　たっぷりとタンパク質を摂ったからといって、それで筋肉が増えるというわけではないのです。

誤解3 液体プロテインは効率よく吸収できる

これはある意味、正しいといえます。

ただし、吸収スピードがいくら速くても体内で役立てられることはなく、さっさと捨てられるだけです。**しかも、腎臓への負担というありがたくない置き土産を残して。**

肉や魚であれば消化には4～5時間かかります。しかし、液体や粉末の人工的なプロテインは消化の必要がありません。

速やかに腸に進み、すぐさま吸収され、大量に血液中に放出されます。

体内のアミノ酸濃度は、一定に保つ必要があるので、大量に放出された過剰なアミノ酸は腎臓に送られ、腎臓はその処理に追われてオーバーワークを強いられ疲弊してしまいます。

人工的なプロテインを摂取しつづける限り腎臓は大きな負荷をかけられることになり、結果的に腎臓機能が低下してしまうのです。

もちろん、何度も触れているように筋力がつくわけなどありません。単に腎臓が悪くなるだけです。

プロテインに限らず、人工的につくられたものを摂取することにリスクが潜んでいることを知っておいてください。

サプリメントをはじめ「健康食品」と謳われているもののほか、まるで工業製品のようにつくられる肉や魚など、無意識に体に入れている人工物は意外と多いのです。

◆それでもプロテインを飲みたい方へ

ここまで説明しても、「どうしてもプロテインを飲みたい」という方もいらっしゃるかもしれません。

そういう方は、腎臓の状態と相談しながら摂取するようにしてください。

腎臓機能を示す検査数値としては「血清クレアチニン値」というものが一般的ですが、こちらはかなり腎臓の状態がひどくないと異常値が出ません。

腎臓のダメージをいち早く知るには、「尿アルブミン」というものの数値か「推算糸球体ろ過量（eGFR）」という検査が有用です。

推算糸球体ろ過量（eGFR）は筋肉内に含まれているタンパク質の老廃物の量をみる「血清クレアチニン値」と、年齢や性別を計算式にあてはめて求めます。日本腎臓学会のホームページにある「腎機能測定ツール」で算出できます。（https://jsn.or.jp/general/check/）。

section 1

13

「脂質」って太るの？→脂質は体にたまらず捨てられる

糖質（炭水化物）、タンパク質と同様、三大栄養素である脂質は、肉や魚、植物油やバターなど、さまざまな食品に含まれています。

脂質は細胞膜やホルモンの材料になります。人体に存在する37兆個の細胞のひとつひとつは細胞膜で覆われていて、この瞬間にも体のなかでは**新しい細胞がつくられている。つまり、脂質はどんどん消費**されているのです。

活用度が高い脂質は、**食物だけではまかなえないので肝臓でもつくられている**ほどです。

◆「脂質は太る」は「ウソ」

これほど重要な脂質なのに、**「脂質は太る」と勘違いして、なるべく摂らないようにしている方**もいます。

「脂質は脂だから脂肪になる」と誤解されていますが、摂取した脂質は細胞膜やホルモンの材料に使われ、そのまま皮下脂肪や内臓脂肪になるわけではありません。

脂質に関しては、もうひとつ「キロカロリーが高いから太る」という誤解もあります。キロカロリーは体を動かすエネルギーの単位。同じ1グラムでも糖質とタンパク質のキロカロリーは4キロカロリー、脂質は9キロカロリー。1グラムの脂質を体のなかで消費するには、糖質の倍以上の動作が必要です。

そのため「脂質は消費に労力がかかり、消費しきれないと脂肪となる」と考えられていましたが、**よけいな脂質は排泄**されるので肥満の心配はありません。そもそも脂質の摂取量は日本人の平均で男性64グラム、女性57グラム。これくらいは細胞膜やホルモンの作成に消費されます。

一方、糖質（炭水化物）は男性275グラム、女性225グラムも摂っています。つまり、**使い切れずに脂肪として蓄積されるのは糖質**のほうなのです。

脂質の主な働きと過不足の影響

	主な働き	摂りすぎ	足りない
脂質	ホルモンや細胞膜の材料	二酸化炭素と水になり排泄	抵抗力・体力の低下

含まれる食品

魚の油、肉の脂、オリーブオイル、ナッツ類など

糖質・タンパク質・脂質のカロリー（1gあたり）

糖質	タンパク質	脂質
4キロカロリー	4キロカロリー	9キロカロリー

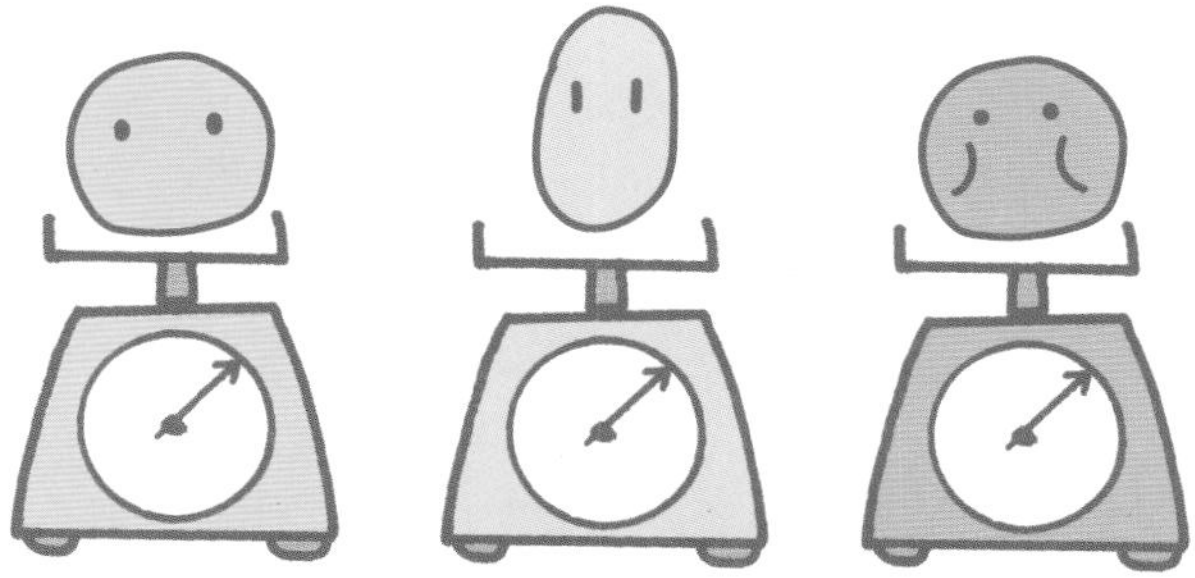

脂質のカロリーは高いが、
消費できなくても排泄されるので脂質では太らない。

脂質のカロリーが高いことから「脂質は消費するのに労力が必要なため、消費しきれずに残った脂質で太る」という誤解が生まれた。

「脂質」ならなんでもよい？
↓摂ってはいけない脂質がある

脂質のほとんどは、脂肪酸という物質で占められています。その脂肪酸は「**飽和脂肪酸**」と「**不飽和脂肪酸**」に分けられます。

飽和脂肪酸はバターやラード、牛肉、ココナッツオイルなどで、常温では固まった状態の脂です

不飽和脂肪酸は、さらに「**一価不飽和脂肪酸**」「**多価不飽和脂肪酸**」に分類されます。

飽和脂肪酸も不飽和脂肪酸も自然界に存在するものですが、人工的な脂肪酸もあります。

それが、植物油からつくられたトランス脂肪酸で、マーガリンやショートニングが、その代表です。

◆自然のものか否かが重要

血液サラサラ、脳の働きの活性化などの効果があるということで、不飽和脂肪酸は一躍人気になりました。

一方、飽和脂肪酸はコレステロールを上昇させるとして、中高年は避けるべきとずっと誤解されています。

しかし、コレステロールは肝臓でつくられているので、食事の量をコントロールしたところで、ほとんど影響はないのです。

２０１７年の『LANCET』には、炭水化物、飽和脂肪酸、不飽和脂肪酸、一価不飽和脂肪酸、多価飽和脂肪酸、および総脂肪量と死亡率の関係を調べた大規模な研究結果が掲載されています（※）。

コレステロール値上昇の犯人とされる飽和脂肪酸ですが、その摂取量と死亡率に相関関係はないことがわかりました。それどころか**脂肪全般が長寿に寄与する**ことがわかったのです。

ただし、**人工物であるトランス脂肪酸には健康効果はない**ので注意してください。

※掲載された研究は世界18か国（地域）、約13万5000人を約10年調査してまとめたもので信頼性が高い。

脂肪酸の分類

- 脂肪酸
  - 飽和脂肪酸
    - バリチミン酸
    - ステアリン酸
    - ラウリン酸
      - バター、ラード、牛肉のような動物の脂肪やココナッツオイルなど
  - 不飽和脂肪酸
    - 一価飽和脂肪酸
      - n-9系(オメガ9)
        - オレイン酸
          - オリーブオイル、ナタネ油、ナッツ類など
    - 多価不飽和脂肪酸
      - n-3系(オメガ3)
        - α-リノレン酸
          - 亜麻仁油、シソ油、エゴマ油など
        - エイコサペンタエン酸(EPA)
          - 青魚、クジラなど
        - ドコサヘキサエン酸(DHA)
          - カツオ、マグロ、ウナギなど
      - n-6系(オメガ6)
        - リノール酸
          - コーン油、ベニバナ油、ゴマ油など
        - γ-リノレン酸
          - 月見草油など
        - アラキドン酸
          - レバー、卵、アワビなど

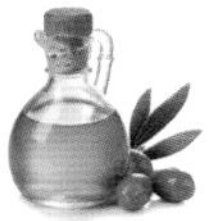

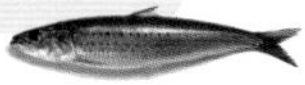

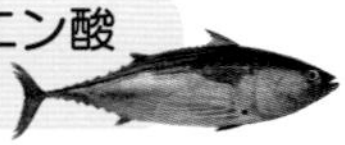

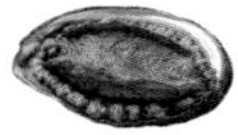

トランス脂肪酸

- 植物油を原料に人工的に合成された油。マーガリン、ショートニング、サラダ油など。

トランス脂肪酸以外の**自然界に存在する脂肪酸**は摂るべき!

日本人は**脂質の摂取が足りない**傾向あり!

Dr. 牧田のひとこと

α-リノレン酸、リノール酸、アラキドン酸は必須脂肪酸と呼ばれ、体内でつくられないため食べ物から摂取する必要があります。

section 1
15

「ビタミン」と「ミネラル」の働きは？
↓体の機能調整、反応促進

三大栄養素に「**ビタミン**」と「**ミネラル**」を加えて五大栄養素といい、ビタミンとミネラルは三大栄養素がその役割を果たすために欠かせません。これらの栄養素の働きを明らかにしたのが生化学です。

◆栄養素の利用をサポートする「ビタミン」

三大栄養素は体のなかで分解されて利用されますが、ビタミンはそれらの働きをサポートします。水溶性ビタミンと脂溶性ビタミンがあり、どちらも体内ではほとんど合成できないので、不足すると欠乏症になってしまいます。左ページにある13種類は生命維持に欠かせないもので「**必須ビタミン**」と呼びます。

水溶性ビタミンは摂りすぎてもストックされず排泄されてしまうので、適量をこまめに摂ることが大事。脂溶性ビタミンは油と一緒に摂ると効率よく消化・吸収されます。

◆体の機能を調節する「ミネラル」

ミネラルは「**無機質**」とも呼ばれ、人体で必要とされるのは16種類で、これらを「**必須ミネラル**」といいます。多量ミネラルと微量ミネラルがあり、体の機能を調節したり、体の成分になったりします。

◆体内の化学反応を促す「酵素」

消化、吸収、代謝、分解、合成など体内のあらゆる化学反応を促すのは「**酵素**」です。

酵素はタンパク質の一種で、ひとつの酵素はひとつの反応にしかかかわれません。さまざまな化学反応がひっきりなしにおこなわれている人体には、５０００種以上もの酵素が存在するといわれています。

ビタミン、ミネラルと協力して、体の化学反応を活性化させていきます。

三大栄養素の変化をサポート

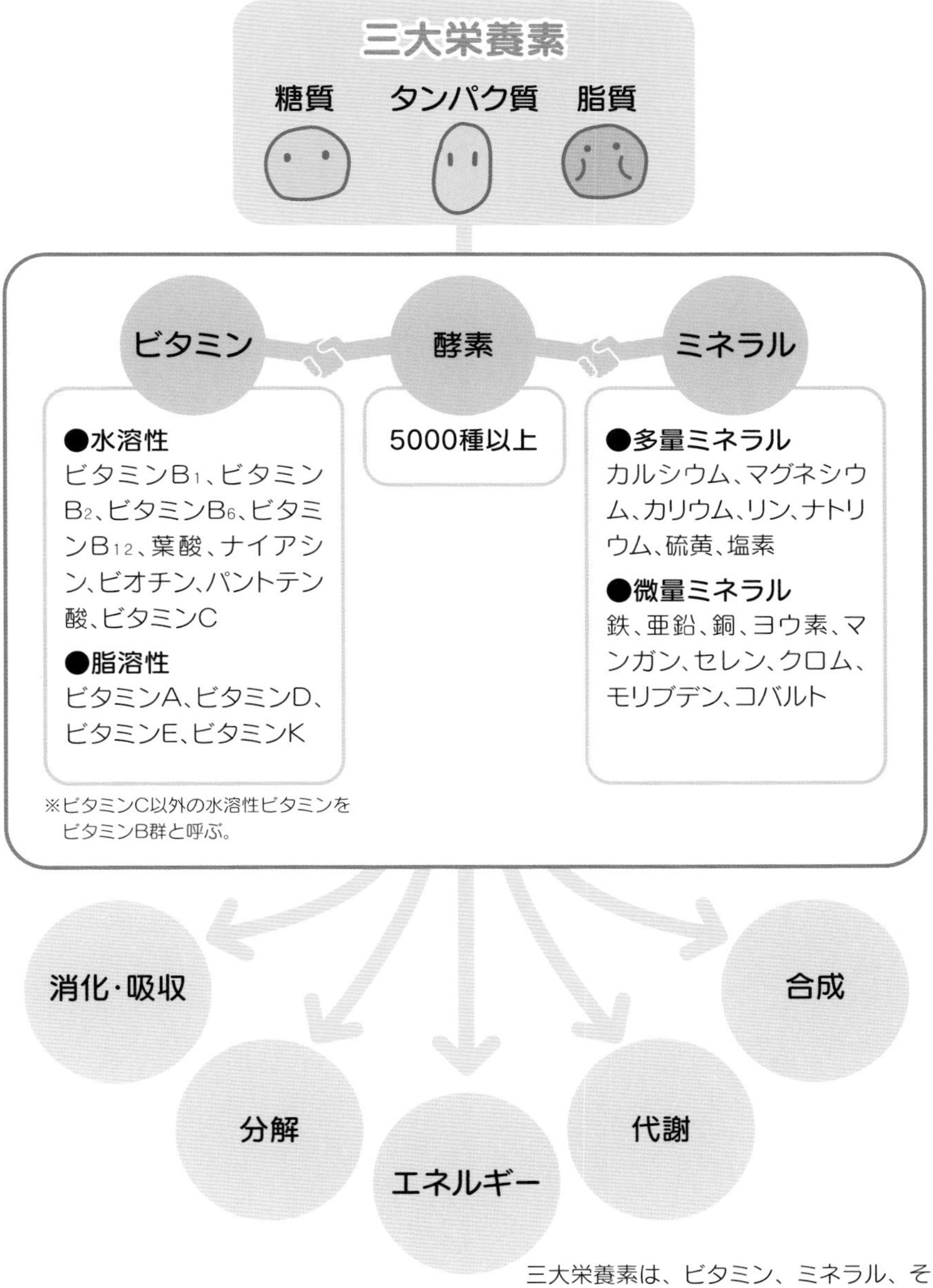

三大栄養素は、ビタミン、ミネラル、そして酵素のサポートによって分解や合成され、エネルギーとして利用される。

column

FreeStyleリブレで血糖値の動きを把握する

健康で長生きするために毎食後の血糖値の変動を把握する

人々の「健康でありたい」という願いにつけこむように、あやしげな健康情報や、高額な健康食品や器具が蔓延しています。

まったく効果がなければまだマシなほうで、先に挙げたプロテイン（46ページ）のように、「健康によい」と喧伝されながら、実際には健康を害するものさえあるのです。

健康のためになすべきこと。それはひとつ。

「**体内の糖質をコントロールする**」ことです。

◆あなたの健康度は「血糖値の変動」が決める

食が健康をつくるというのは昔からいわれていることですが、その「食」についてもまちがった健康常識が長らく信じられてきました。後述するカロリー信仰（100ページ）など、その最たる例です。

健康に確実に寄与する食事とは、糖質を適切にコントロールした食事。これにつきます。

糖質が過剰にあると、肥満、心疾患、脳卒中、糖尿病、アルツハイマー型認知症など、さまざまな病気を引きおこすことは本章でも触れてきました。

さらに、**老化やあらゆる病気と関係しているAGEという物質を発生させるのも糖質の仕業です**（AGEについては第2章で解説します）。

◆血糖値は簡単に正確に調べられる

糖質がコントロールできているかは血糖値を調べれば一目瞭然ですが、「健康診断で毎年ひっかかっていないから問題ない」と、安心するのはちょっと危険。

年に1回の健康診断で調べる空腹時血糖では、まったく

不十分なのです。

健康診断でわかるのは、「その日・そのとき」の空腹時の血糖値です。空腹時血糖でひっかかるということは、「深刻な状態」の一歩手前。

しかし、体はいきなり「深刻な状態」になるわけではありません。

血糖値が深刻な数値にまで至ってしまうのは、日々の食事のあとに血糖値スパイクを頻繁に起こしてしまっていることが原因なのです。

恒常的に血糖値スパイクを起こしているとダメージが蓄積されていき、いつしか「深刻な状態」へと進んでしまいます。

さて、**「正しく食べる」とは、「体内の糖質をコントロールすること」と書きましたが、うまくコントロールできているかは数値で認証する必要があります。**

その助けになるのが「FreeStyleリブレ」という器具です。

装着すると食前食後はもちろん、睡眠時も含めて24時間の血糖値の変動を測定することができます。

血糖値が食後に最も高くなるタイミングと、その際の理想値は次の通りです。

□健康な人の場合…食後1時間から1時間半。140㎎/㎗以内。

□糖尿病の患者さん…少し遅くて1時間半から2時間半。200㎎/㎗以内。

FreeStyleリブレの話を本書の担当編集者にしたところ、ぜひ装着してみたいとのこと。ちなみに彼は痛風持ちで大好きなビールをガマンしているのですが、装着にあたってちょっとしたアドバイス(?)を囁いてみました。

「仕事のあとのビールっておいしいですよね、糖質的には避けたいけど。空きっ腹でビールと白米を一緒に摂ると、ものすごく血糖値が上がって、わかりやすいデータになるんですよね」

本のためにと「空きっ腹にビールと白米」を実行した結果は次ページのグラフでご確認ください。

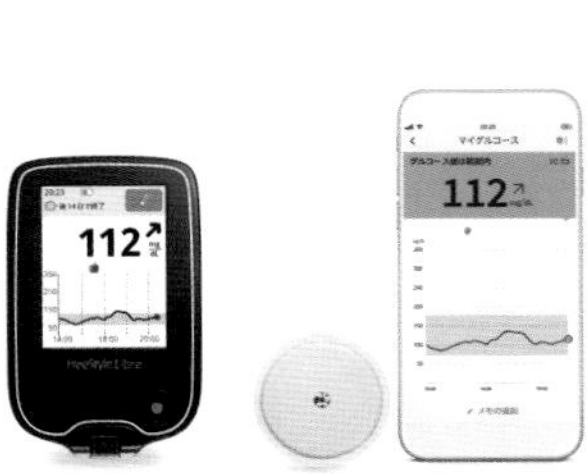

針のついたセンサー(中)を上腕部に装着。針は細いので違和感はなく、センサーも薄型なので装着したまま衣服を着ても目立たない。毎分測定された血糖値はリーダー(左)で確認できる。リーダーがなくてもアプリをダウンロードすればスマートフォンでの測定が可能(右)。この場合センサー(約7000円)の購入だけでOK。

リブレでわかる日々の血糖値の動き

基本的な生活パターン

起床7:00　就寝1:00
朝食　野菜と果物の手づくりスムージー。
昼食　ほぼ食べない。日中は糖質オフのおやつをちょこちょこつまむていど。
夕食　時間もメニューもまちまち。

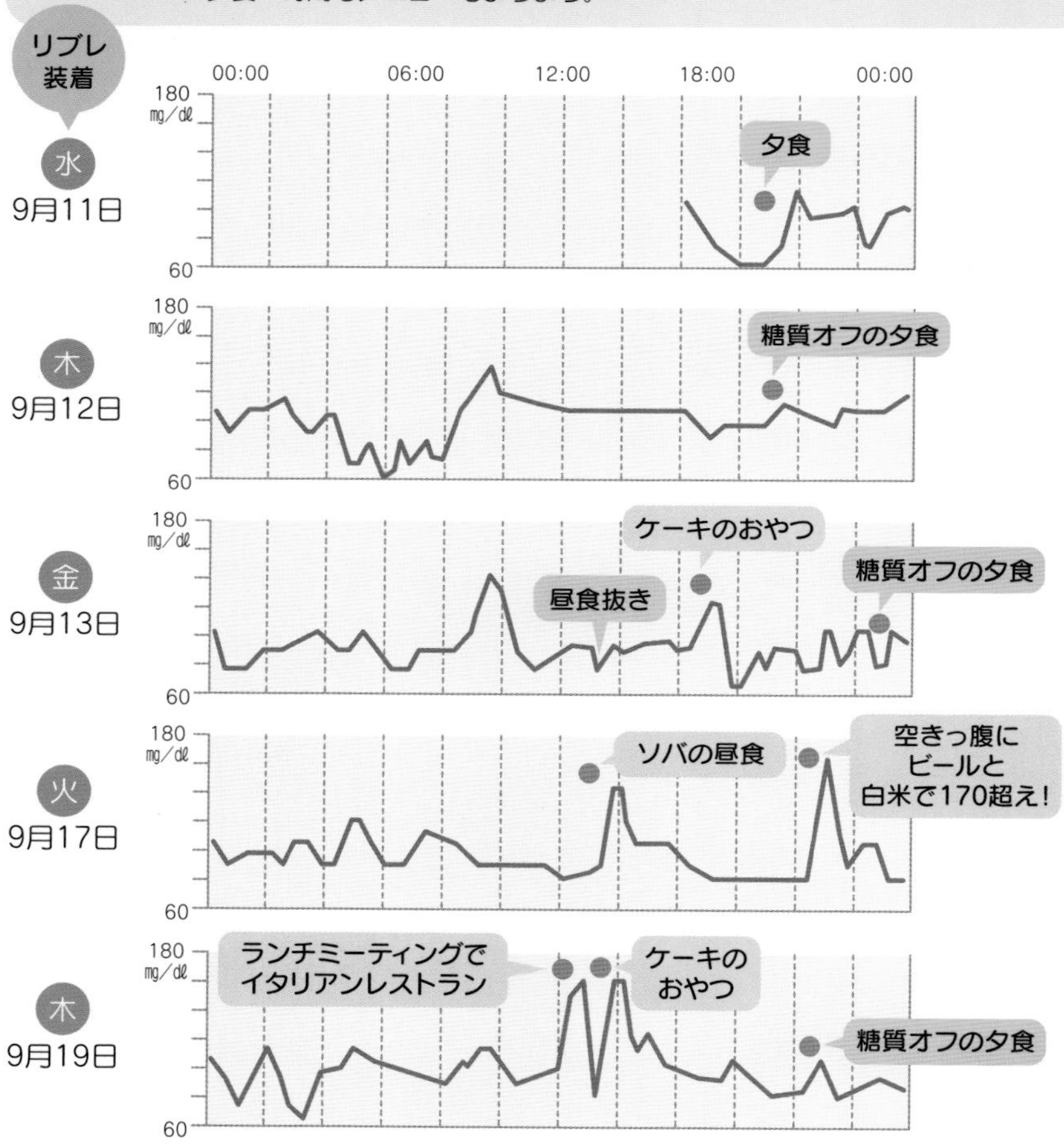

Dr. 牧田のひとこと

グラフから、糖質が多いものを摂ると急激に血糖値が上昇していることがわかります。うっかり糖質を摂りすぎたら次の食事で糖質を抑えてトータルで量を調整するとよいでしょう。

第2章
section 2

人はなぜ老いるのか
～糖化が老いを加速させる

老化を加速させる「酸化」とは活性酸素が増えすぎた状態

人間の体を維持するためには、食べ物から栄養素を摂取しなくてはいけません。摂取した栄養素は消化・吸収後、体内でさまざまに変化（合成）して利用されるほか、体を動かすための燃料となります。

そのときに必要となるのが「酸素」です。呼吸から取りいれた酸素のほとんどは栄養素を燃料とするために使われますが、数パーセントは「**活性酸素**」になります。

◆活性酸素は悪者とは限らない

活性酸素というと「体に害を与える悪者」というイメージが一般的なようです。

しかし、活性酸素は常に悪者であるとは限りません。適度に存在する分には免疫力を向上させるなど人間の健康に役立つことがわかっています。

活性酸素が悪さを働くのは、その量が増えすぎたとき。増加した活性酸素が細胞を傷つけてしまうのです。

常に呼吸で取りいれている酸素が体内で悪者になっては困ります。そこで、人間には、「**抗酸化防御機構（活性酸素から細胞を守るための機能）**」が備わっており、活性酸素の増加を防いでいるのです。

◆活性酸素が増えると体が「酸化」する

喫煙、紫外線、ストレスなどは活性酸素を増やすことがわかっています。また、血糖値スパイクも活性酸素を増やすといわれています。活性酸素が増えすぎると抗酸化防御機構が追いつかなくなってしまいます。

抗酸化防御機構と活性酸素のバランスが崩れて**活性酸素が増えすぎてしまった状態を「酸化」**といいます。

酸化は「**体のサビ**」ともいわれ、体調不良やさまざまな病気を引きおこします。

活性酸素と抗酸化防御機構

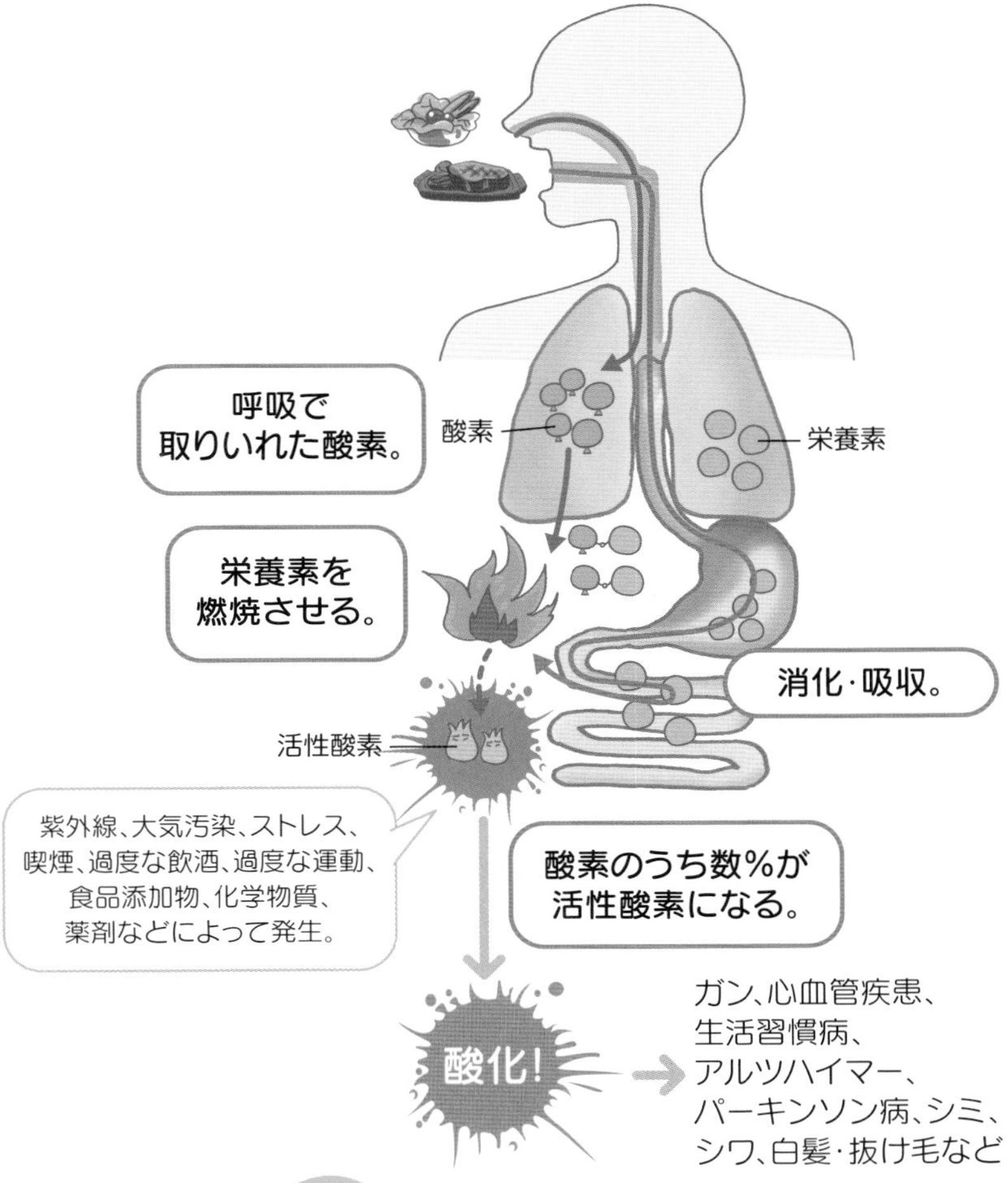

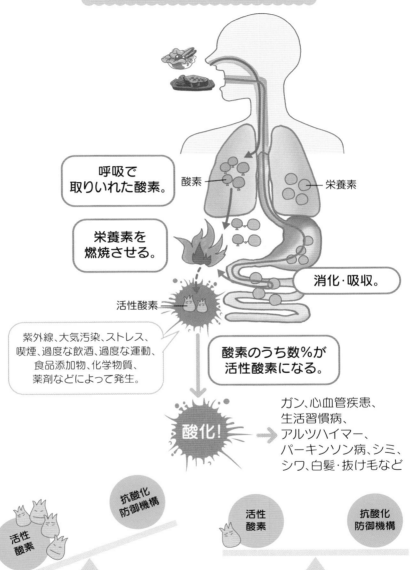

呼吸で
取りいれた酸素。

活性酸素が増えすぎて体が酸化すると、
病気や体調不良、老化の原因に。

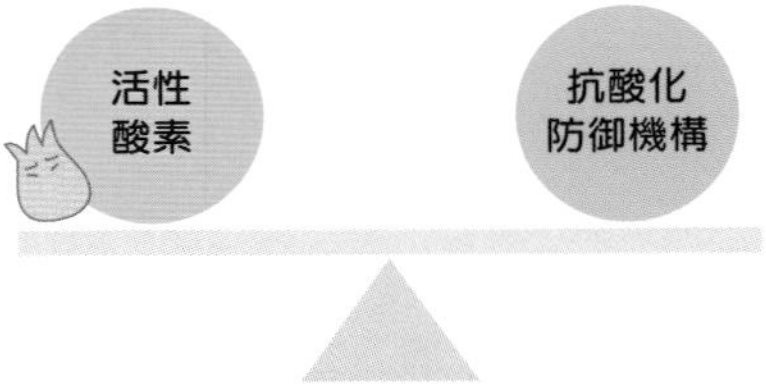

栄養素
栄養素を
燃焼させる。
消化・吸収。

紫外線、大気汚染、ストレス、
喫煙、過度な飲酒、過度な運動、
食品添加物、化学物質、
薬剤などによって発生。
酸素のうち数%が
活性酸素になる。

ガン、心血管疾患、
生活習慣病、
アルツハイマー、
パーキンソン病、シミ、
シワ、白髪・抜け毛など

活性酸素の量と抗酸化防御機構の
バランスがとれているときは
活性酸素は悪さをしない。

2 酸化を加速させる「糖化」は体内で余った糖が原因で起きる

体のなかで発生した活性酸素が増えすぎた状態を「酸化」といい、酸化は「体のサビ」と表現されると説明しましたが、体にはサビのほかに「コゲ」もあります。

それが「**糖化**」と呼ばれる現象です。

「体のサビ＝酸化」と「体のコゲ＝糖化」には、実は深いかかわりがあります。

ふたつは同時に発生し、ペアを組んでいるようなものなので、「酸化」「糖化」と分けずに「酸化糖化反応」と呼ぶこともあります。

では、「糖化」とはどのような反応なのでしょうか？

◆余分な糖質がタンパク質と結びつく

糖化の原因は、食事や間食で摂りすぎた「糖質」にあります。「摂りすぎて消費できずに余ったブドウ糖が、体のなかでタンパク質と結びつき、その働きを低下させてしまう」。これが糖化です。

さらに、糖化はAGE（64ページ）という老化を促進する物質までつくりだしてしまいます。

◆糖化で抗酸化防御機構が弱くなる

タンパク質は「体のあらゆるパーツの材料」（40ページ）ですから、糖化によって本来の働きができなくなると、体のあちこちでトラブルが発生します。

血管で糖化が進むと動脈硬化に、そこから心筋梗塞や脳梗塞へつながるおそれもあります。

また、肌が糖化するとシミやシワ、くすみがあらわれ、髪であれば潤いやハリが失われます。

さらに、糖化が進むと酸化も加速していきます。それは、酸化を食い止める抗酸化防御機構で働く細胞も、糖化によって劣化してしまうからです。

摂りすぎた糖質が「糖化」の原因に

摂りすぎて余った糖質とタンパク質が結びついて糖化が進むと、老化を促進するＡＧＥまで発生する。

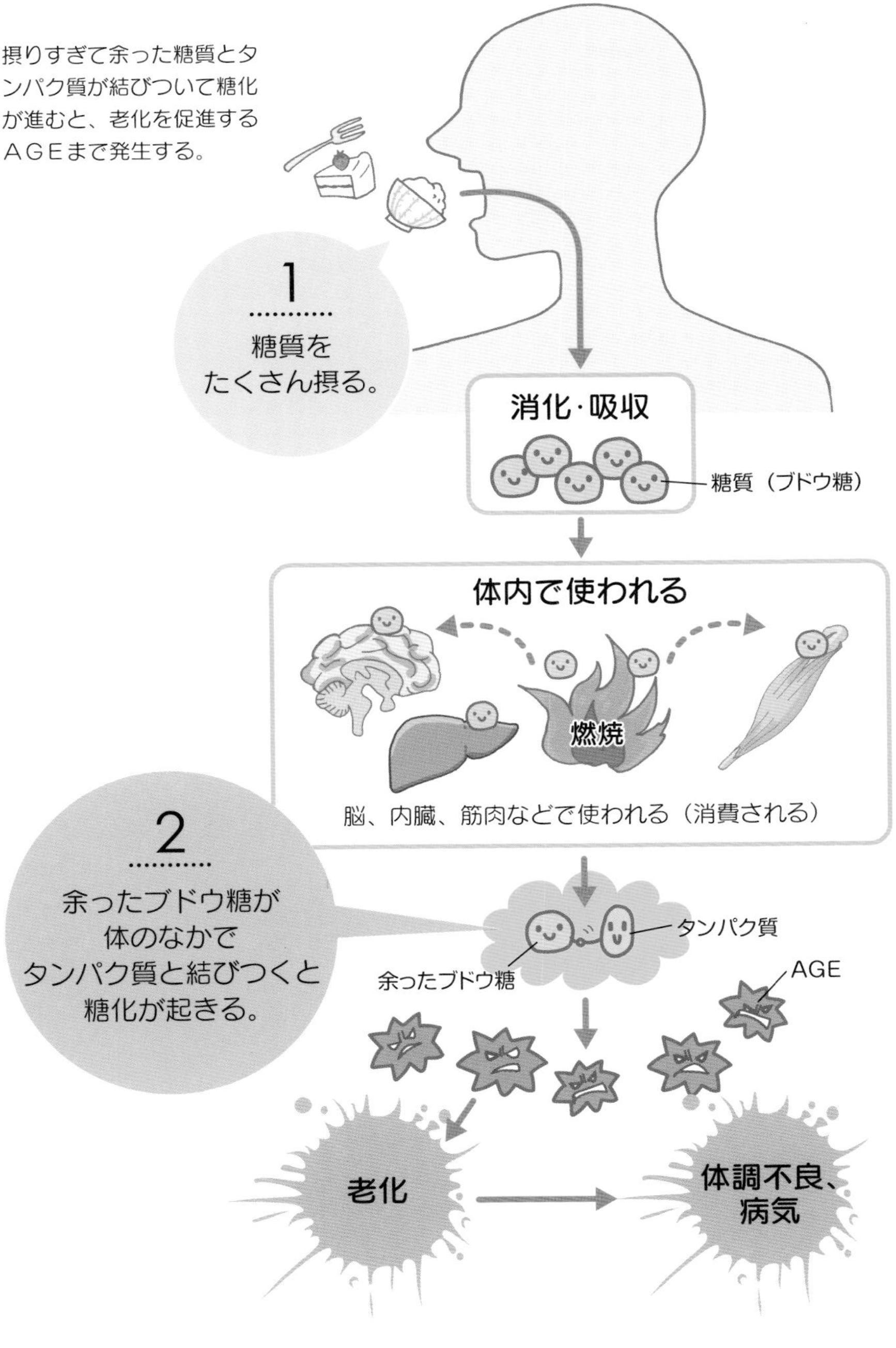
1
糖質をたくさん摂る。
消化・吸収
糖質（ブドウ糖）
体内で使われる
燃焼
脳、内臓、筋肉などで使われる（消費される）
2
余ったブドウ糖が体のなかでタンパク質と結びつくと糖化が起きる。
タンパク質
余ったブドウ糖
AGE
老化
体調不良、病気

section 2

3

糖化によってできる「AGE」が老化を加速させる

体の酸化や糖化が進むと、老化、体調不良、病気などのさまざまなマイナスの影響が体にあらわれるのですが、**糖化がもたらすもうひとつの問題が「AGE（Advanced Glycation End-Products）」をつくりだしてしまうこと**です。

◆AGEと老化の関連が明らかに

AGEは日本語では「終末糖化産物」と訳されていて、その名の通り、糖がタンパク質と結びついて生まれる最終反応物質です。

食事やおやつなどでひっきりなしに糖質を摂取していると糖化が進みAGEも増えてしまいます。AGEは全身のタンパク質に蓄積する性質があり、その機能を低下させ老化を招きます。

例えば、女性の多くを悩ませるシワやシミ、たるみは肌にAGEが増加するとできることがわかりました。年を重ねるとAGEの蓄積量は増えますが、若くてもAGEが多ければ皮膚に限らず老化が進み、年を取っていてもAGEが少なければ若々しくいられるのです。

◆糖化は食い止められる？

タンパク質と結びついて糖化を進める糖質は、日々の食事に含まれているものです。

人間が生命活動を維持していくためには、タンパク質と糖質は体内でどうしても出会ってしまうのですが、糖質を必要以上に摂りつづけるということは、タンパク質と糖質が結びつく機会を多くつくることになり、それだけ糖化を加速させることになります。

反対に、**糖質オフを実行することで糖化の進行にストップ**をかけられるのです。

健康診断でAGEの量がわかる？

「JDS」は古い日本の基準による測定値で現在は使われていない。「NGSP」は世界基準で決められた条件による測定値。

様　　受診日 20●●年2月17日　前回受診日 20●●年4月15日　前々回受診日 20●●年3月12日

	検査項目	参考基準値	単位	今回	判定	前回	判定	前々回	判定
糖代謝	食後時間		時間	10.0		10.0		10.0	
	血糖（空腹時）	65～99	mg/dℓ	96		98		100	
	随時血糖	65～139	mg/dℓ		A		A		
	HbA1c(JDS)	4.0～5.1	%						
	HbA1c(NGSP)	4.3～5.5	%						
糖負荷試験	負荷前血糖/IRI	65～99 /	mg/dℓ / μU/mℓ	/		/		/	
	30分血糖/IRI	65～160 /	mg/dℓ / μU/mℓ	/		/		/	
	60分血糖/IRI	65～160 /	mg/dℓ / μU/mℓ	/		/		/	
	120分血糖/IRI	65～139 /	mg/dℓ / μU/mℓ	/		/		/	
	負荷前尿糖	(−)							
	尿糖(30分)	(−)							
	尿糖(60分)	(−)							
	尿糖(120分)	(−)							

食後10.0時間以上を空腹としています。

	検査項目	参考基準値	単位	今回	判定	前回	判定	前々回	判定
感染症・免疫血清	CRP	～0.30	mg/dℓ						
	RA	～10	IU/mℓ						
	RPR	(−)							
	ASO	～160	IU/mℓ						
	血沈1時間/2時間	1時間　～13	mm/h	/		/		/	
	TP抗体	(−)							

	検査項目	参考基準値	単位	今回	判定	前回	判定	前々回	判定
電解質	ﾅﾄﾘｳﾑ	135～147	mEq/ℓ	141		141		141	
	ｶﾘｳﾑ	3.3～5.0	mEq/ℓ	4.3		4.8		4.7	
	ｸﾛｰﾙ	98～108	mEq/ℓ	106	A	108	A	109	
	ｶﾙｼｳﾑ	8.4～10.4	mg/dℓ	8.9		9.1		9.1	
	ﾘﾝ	2.5～4.5	mg/dℓ						

	検査項目	参考基準値	単位	今回	判定	前回	判定	前々回	判定
便潜血	便潜血1回目	(−)		(−)	A	(−)	A	(−)	
	便潜血2回目	(−)		(−)		(−)		(−)	

健康診断では血液検査が必須。さまざまな検査項目があるなかに「HbA1c（糖化ヘモグロビン）」が含まれている。HbA1cとは、ヘモグロビン（血液の赤血球のなかにあるタンパク質。酸素を運ぶ役割がある）と糖が結びついたもの。糖尿病の指標のひとつとなっていてこの数値が高いということは体内に糖が多い、つまり糖化リスクが高く、AGEも多く発生する状態にあるということになる。

Dr. 牧田のひとこと

ＡＧＥの量と老化現象の関連が明らかになったのは、ＡＧＥが正確に測定できるようになったからです。
そして、血液中のＡＧＥの測定法を世界で初めて開発したのが私です。ニューヨークにあるロックフェラー大学に在籍していたときの研究成果でした。病気や老化リスクを数値化できるようになったことで、医療や美容の発展に貢献できたことは嬉しい限りです。

糖化から「AGE」ができるまでは2段階で進む

老化の原因のAGEは体内でブドウ糖（糖質）とタンパク質が結びつき糖化が進むと発生しますが、ふたつが結合しても、すぐさまAGEができるわけではありません。

AGEになるまでのプロセスは「**初期段階**」と「**後期段階**」に分けられます。

◆後戻りできる初期段階、戻れない後期段階

ブドウ糖（糖質）とタンパク質が結びついても、初期段階では結びつきがとれやすい状態にあります。初期段階とは、食べたものがブドウ糖やタンパク質に分解され、それらが結合したばかりの状態です。この段階ではブドウ糖とタンパク質に戻ることができ（可逆的）、糖化が進むことはありません。

しかし、初期段階の時点で体内の酸化が進んでいたり、高血糖の状態がつづいていると「**後期段階**」へと突入してしまいます。結びついたブドウ糖とタンパク質は複雑な反応を経てついにAGEとなります。これは「**不可逆的**」なもので、ブドウ糖とタンパク質に戻ることはできません。

もちろんAGEも排泄されますが、排泄量よりも摂取量や生成量のほうが多ければ老化が進んでしまうのです。

◆料理にあらわれる「糖化」のようす

食品は少なからずAGEを含んでいます（117ページ）。とくに、糖とタンパク質が作りだす料理の「こんがり」「香ばしい」は食欲をそそりますが、AGEのあらわれなので要注意です。

糖化が体の「コゲ」と表現されるように、「料理のコゲ＝焼き色」はまさに糖化によって生じたもので、こうした焼き色を「**メイラード反応**」といいます。おいしそうなこんがりした焼き色などは、「**糖化**」反応なのです。

AGEができるまで

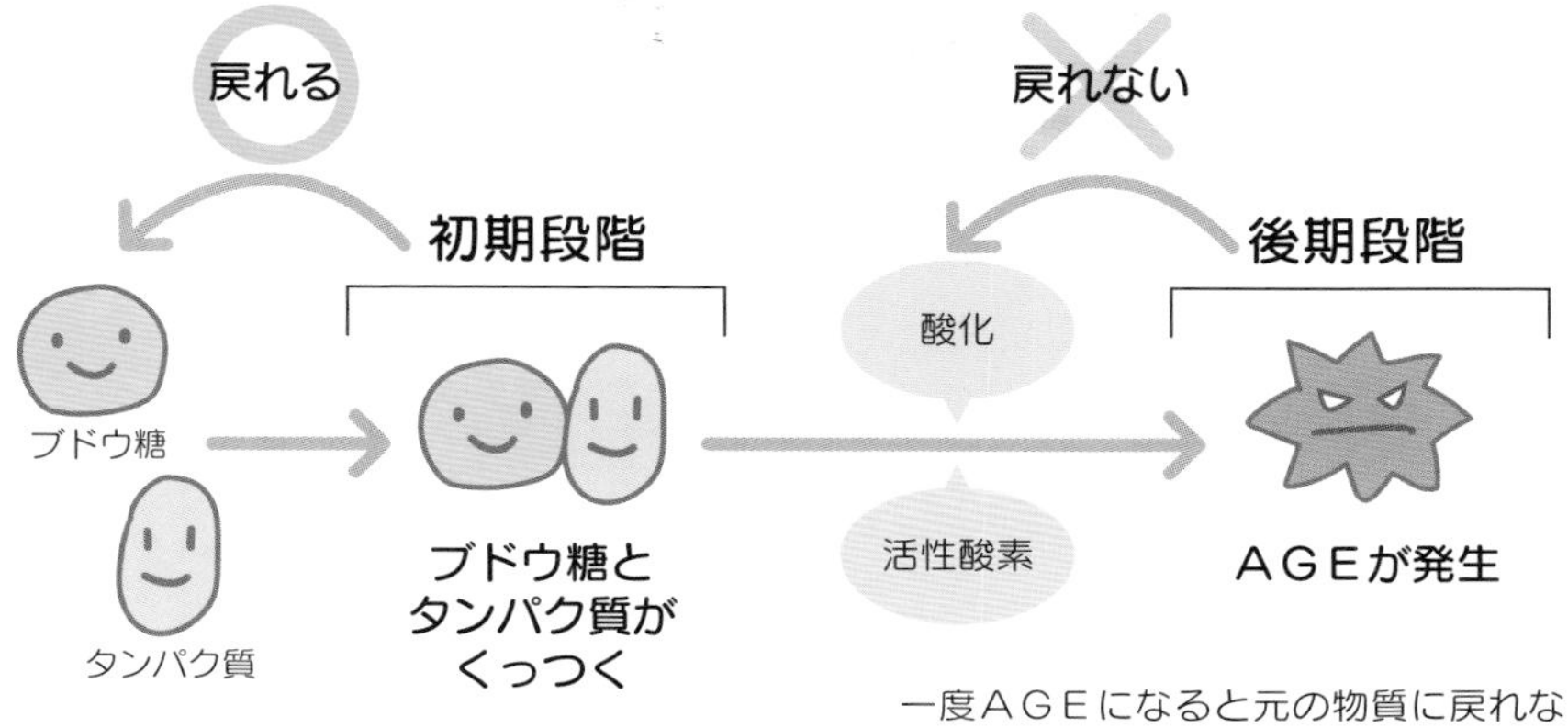

初期段階で血糖値が下がると、元のタンパク質に戻ることができる。

一度AGEになると元の物質に戻れない。AGEは100種類以上あり、体のあちこちで老化を進めていく。

AGEが多い要注意メニュー

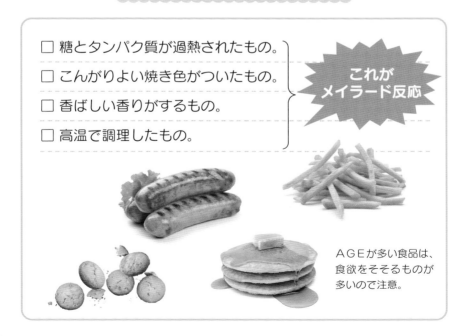

- □ 糖とタンパク質が過熱されたもの。
- □ こんがりよい焼き色がついたもの。
- □ 香ばしい香りがするもの。
- □ 高温で調理したもの。

これが メイラード反応

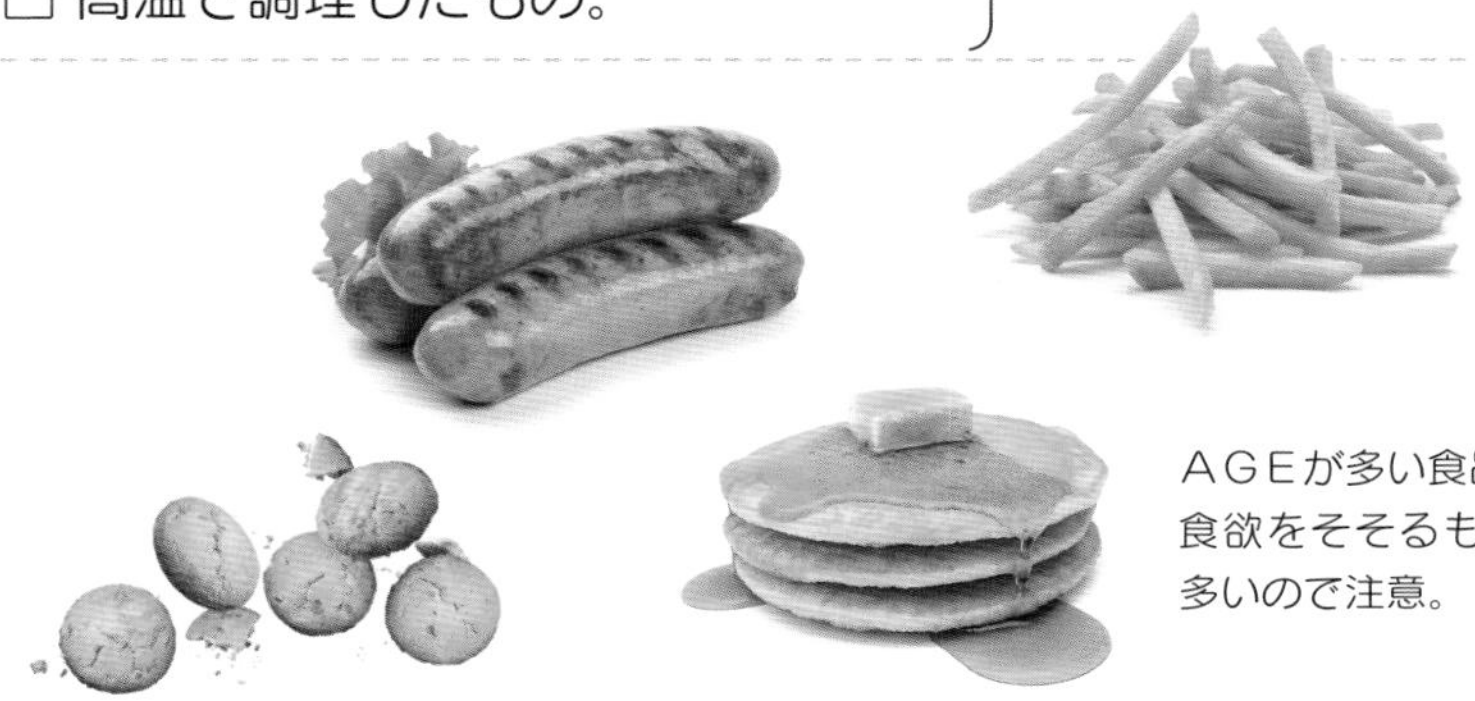

AGEが多い食品は、食欲をそそるものが多いので注意。

section 2
5

遺伝子の情報が糖化によるＡＧＥによって狂ってしまう

人間の体のすみずみを構成するタンパク質は、常に体のなかで分解と合成をくり返しています。

こうした作業が正確にできるのは、「ＤＮＡ（デオキシリボ核酸）」にタンパク質の設計図があるおかげです。「遺伝子」とは、このタンパク質の設計図の集まりのこと、つまりＤＮＡの一部です。

◆遺伝子からの情報にちょっかいを出すＡＧＥ

タンパク質はアミノ酸が集まってできたものです（40ページ）。用途に合ったタンパク質をつくるためには、アミノ酸の順番などを指示する設計図が欠かせません。遺伝子が示す設計図を元にタンパク質を合成する作業を「翻訳」といいます。

翻訳でできあがったタンパク質は、必要に応じてタンパク質どうしでくっついたり離れたりします。

こうした活動が正しくできるように、タンパク質には目印のようなものがつけられます。これを「修飾」といい、目的に合わせて規則正しくつけられます。

この修飾を狂わせるのがＡＧＥなのです。

◆タンパク質が機能しなくなる

通常の修飾は、タンパク質の構造や活性化、どの場所で働くか、お互いにどのように作用するかなど、タンパク質の機能を向上させるために施されます。

しかし、ＡＧＥにより修飾されたタンパク質は機能を向上させるどころか、本来の働きができなくなってしまいます。

ＡＧＥが病気や老化、免疫力の低下を招くのは、遺伝子の指示からはみ出したタンパク質をつくってしまうからなのです。

タンパク質の翻訳と修飾

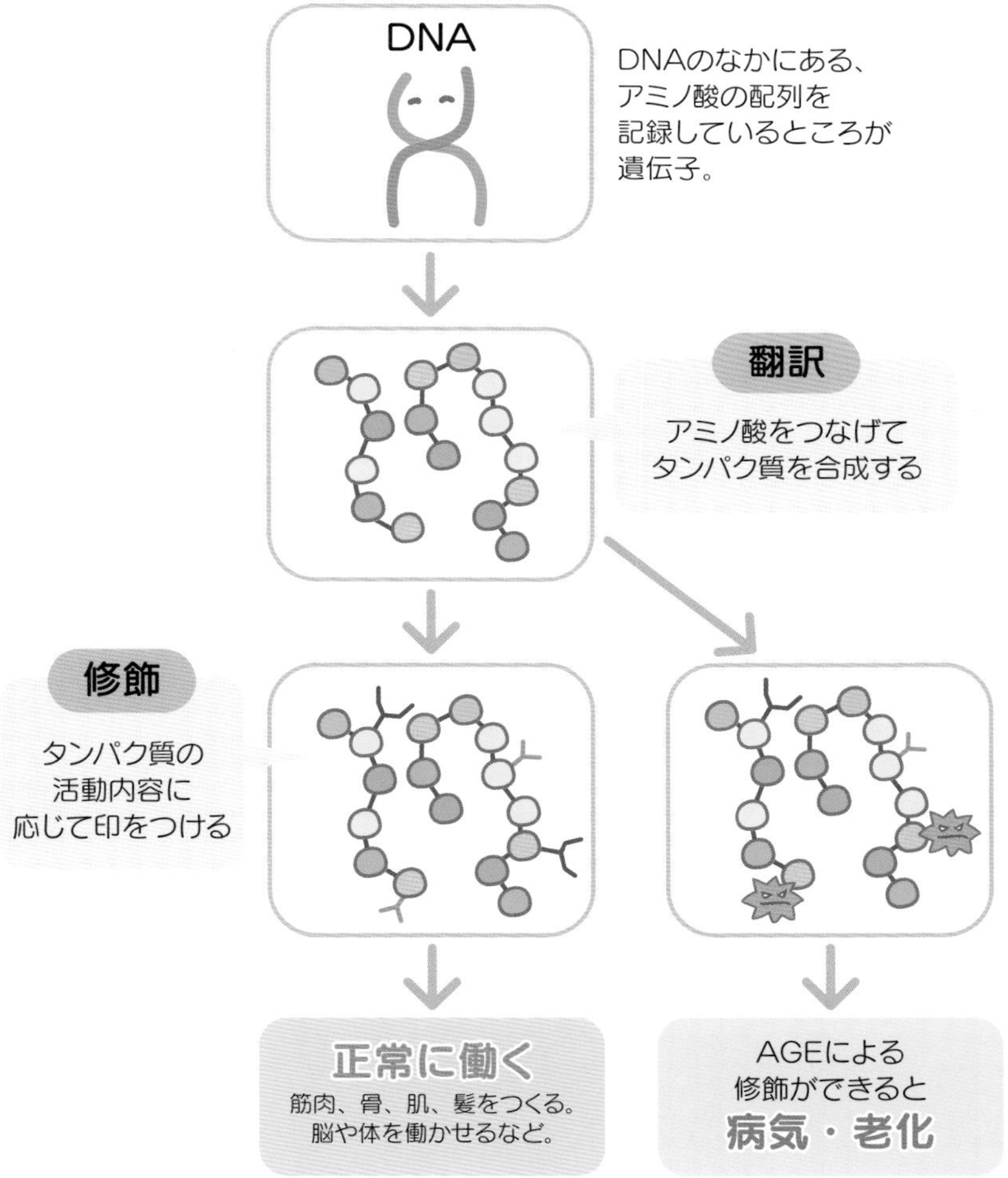
DNA
DNAのなかにある、アミノ酸の配列を記録しているところが遺伝子。
翻訳
アミノ酸をつなげてタンパク質を合成する
修飾
タンパク質の活動内容に応じて印をつける
正常に働く
筋肉、骨、肌、髪をつくる。脳や体を働かせるなど。
AGEによる修飾ができると
病気・老化

Dr. 牧田のひとこと

タンパク質の修飾は300種類以上が報告されています。今後もっと増えるかもしれません。

修飾の異常はガンをはじめ、さまざまな病気と深くかかわっています。病気の予防や早期治療につなげるため、修飾の異常を発見する研究が進んでいます。

section 2

6

ＡＧＥは毛細血管を傷つけ動脈硬化も進める

人間の体は37兆個もの細胞の集合体です。ひとつひとつの細胞が正常に働けるのは、酸素や栄養素を届けてもらい、老廃物を回収してくれる血液のおかげです。

血液とその通り道である血管にトラブルがあっては、細胞は元気に働けず体は段々と弱ってしまいます。

こうした**血管のトラブルに大きく関係しているのが血糖値スパイク**（28ページ）です。そして**糖化によって発生したＡＧＥも血管を弱らせる大きな要因**となります。

◆毛細血管を消滅させる

毛細血管を通じて細胞に酸素や栄養が届けられるのですが、ＡＧＥはその毛細血管を傷つけてしまいます。

傷んだ毛細血管では血液は進むことができず、最終的に毛細血管そのものが消滅します。

全身の血管の99パーセントは毛細血管が占めています。そのため毛細血管の消失は深刻な問題なのです。

◆動脈硬化を進行させる

血液中にＬＤＬ（悪玉）コレステロールが増えると血管内部に蓄積して、動脈硬化や心筋梗塞のリスクが上昇することはよく知られていますが、そのリスクをさらに押しあげるのがＡＧＥです。

ＡＧＥが悪玉コレステロールの性質を変えると、体はこれを「異物」と認識。異物となった悪玉コレステロールを退治するため、**体に有害なものを排除する「マクロファージ（貪食細胞）」**が出動して悪玉コレステロールを食べてしまいます。ここまではよいのですが、その後にマクロファージが**「泡沫細胞」**となってしまうことが問題。泡沫細胞は血管壁でどんどん積み重なってしまい、動脈硬化や心筋梗塞を起こしてしまうのです。

AGEが動脈硬化のきっかけをつくる

1

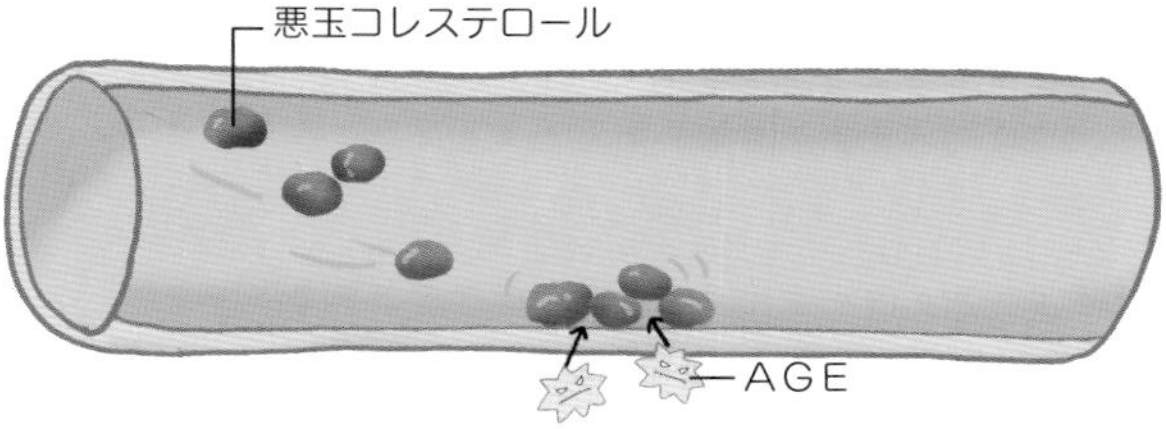

血液中に増えすぎて血管に蓄積した悪玉コレステロールにAGEが働きかけ、その性質を変える。

2

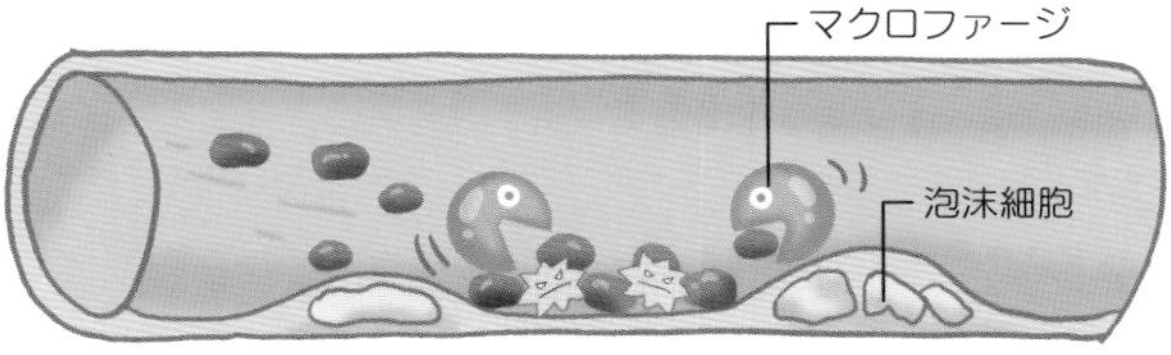

性質の変わった悪玉コレステロールを異物と認識したマクロファージが食べて泡沫細胞となる。

3

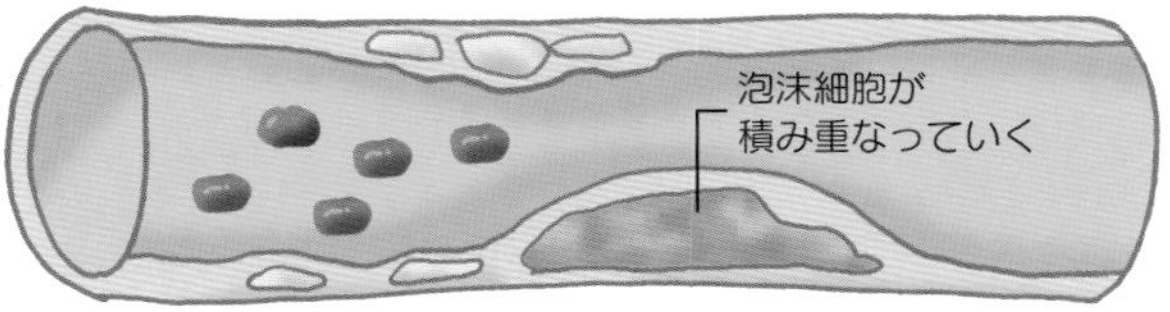

泡沫細胞が積み重なって血管が硬くなり狭くなる。

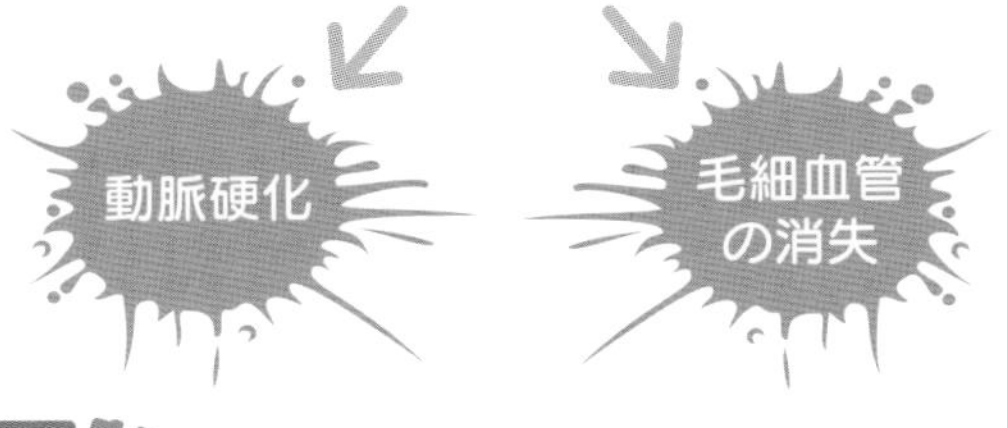

Dr. 牧田のひとこと

糖尿病の三大合併症（糖尿病網膜症、糖尿病腎症、糖尿病神経障害）はすべて血管のトラブルが原因。高血糖状態がつづいている糖尿病の患者さんは、体内の糖化やAGEの産生スピードが健康な人よりも速いため、AGEがよりひどく血管を傷つけてしまい合併症を引きおこすのです。

column

免疫について確認しておきましょう

人間にはガンにも負けない強い「免疫力」が備わっている

糖化とそれによってできるAGEが、いかに健康を害するか説明してきました。

ここではちょっと気分を変えて「**人間に備わった病気に対抗する力＝免疫**」という前向きなお話をしたいと思います。

さて、酸化を防ぐために**抗酸化防御機構**（60ページ）があるように、糖化への対抗手段が人間にはあります。

それが糖化によってできた**AGEを退治するマクロファージ**です。

◆自然免疫と獲得免疫

マクロファージは免役を担う細胞のひとつです。免疫とは、体内に侵入した敵（細菌やウイルス）や、異物を攻撃して体を守る仕組みのことで、白血球のなかの免役細胞が担っています。

前節のAGEに性質を変えられた悪玉コレステロールなどは「異物」とみなされるので、退治のために免疫細胞のひとつであるマクロファージが出動するわけです。

免疫細胞の働きは次のふたつに分けられます。

●自然免疫

人間にもともと備わっている働きなので「自然免疫」といいます。敵や異物を発見したら攻撃を開始しますが、自然免疫に含まれる免役細胞ができるのは攻撃のみ。相手の特徴を記憶することはできません。

●獲得免疫

過去に攻撃した相手の特徴を記憶したうえで、発揮される免疫力です。相手のことを覚えているので、再び会った敵にはより効果的な攻撃をお見舞いできます。

獲得免疫の仕組みを利用して誕生したのが「ワクチン」です。

◆連携してガン細胞を撃退

地上のあらゆる生き物は「細胞」の集合体です。人間も37兆個もの細胞で構成されています。すべての細胞はDNAがもつ設計図をもとにつくられていますが、ときどき不良品が発生してしまいます。

それが**ガン細胞**です。

私たちの体のなかでは5000個ものガン細胞が毎日発生しているといわれていますが、それらがガンへと発展しないのは免疫細胞たちのおかげです。

自然免疫チームはガン細胞の存在に気がつくと自ら戦いながら、獲得免疫チームにガン細胞が発生したことを伝えます。過去に出会ったことがあるガン細胞なら、獲得免疫チームが速やかにやっつけてしまうのでガンが発症することはないのです。

皆さんの体は、頼りになる免疫力を確かにもっているのです。

またまた糖質の話に戻りますが、こうした免疫力をしっかり発揮させるためには、体の糖質を適正にコントロールしておく必要があります。余分な糖質で糖化が進み、それに伴って酸化も促進されると、その悪影響は免疫を担う細胞にも及びます。

糖化は避けられないものですが、抑えることは可能です。そして、糖化をうまく抑えていれば、つまり体内の糖質をきちんとコントロールできていれば、あなたの「免疫力」はしっかりと発揮されます。

自然免疫と獲得免疫が協力して体を守る

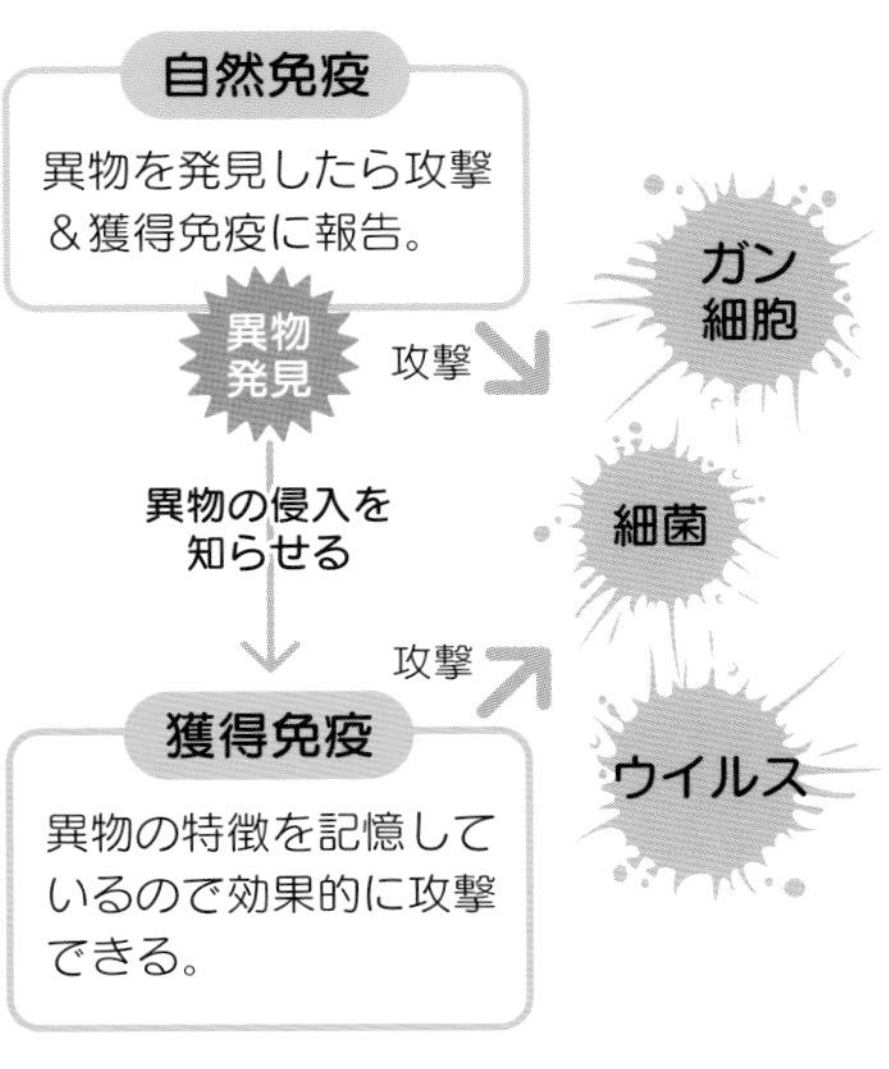

AGEがコラーゲン線維の劣化を進め、再生を阻害する

人間を含め、すべての生物は生命の最小単位である細胞が集まってできています。人間の場合、体を構成する細胞は37兆個といわれ、これらの**細胞はすべてタンパク質**でできており、髪の毛、爪、皮膚、骨、内臓、筋肉、血液などをつくっています。

人体は「タンパク質のかたまり」といえるのです。

さて、全身のタンパク質のうち、約30パーセントは「コラーゲン線維」が占めています。

コラーゲン繊維とは、**アミノ酸の鎖が螺旋状になったものが集まったもの**で、骨、軟骨、真皮、靭帯などをつくっています。

◆連結しているコラーゲン線維

コラーゲン線維は、複数の螺旋が「橋」によってつながった状態で存在しています。

螺旋どうしをつなげる「橋」のことを「**架橋**」といい、一定間隔で規則的に架橋がなされるおかげで、コラーゲン繊維はハリと弾力を保つことができます。

このように、規則的に適切な間隔で施された架橋を「生理的架橋」といいます。

◆コラーゲン線維の連結を乱す

整然と施された生理的架橋を乱すのが、糖化によって発生したAGEです。

AGEがコラーゲンに施す架橋は生理的架橋の規則性を乱すため、「**悪玉架橋**」と呼ばれます。

悪玉架橋が施されると、コラーゲン線維は本来の弾力と張力を失ってしまいます。

その結果、例えば肌の老化が加速し、シミやシワができてしまうのです。

コラーゲン線維の「生理的架橋」と「AGEの悪玉架橋」

生理的架橋

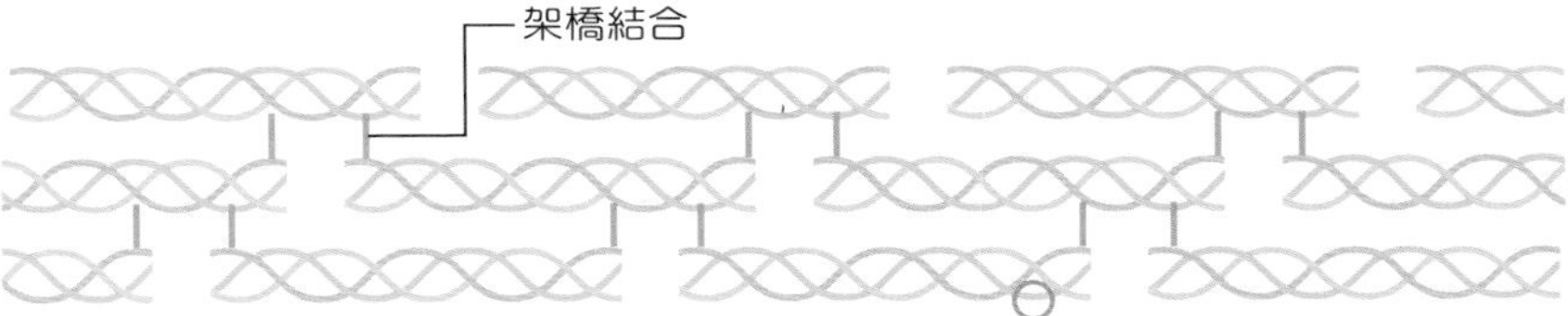
架橋結合

コラーゲン線維に
一定の間隔で架橋が施されているので、
ハリと弾力が保たれる。

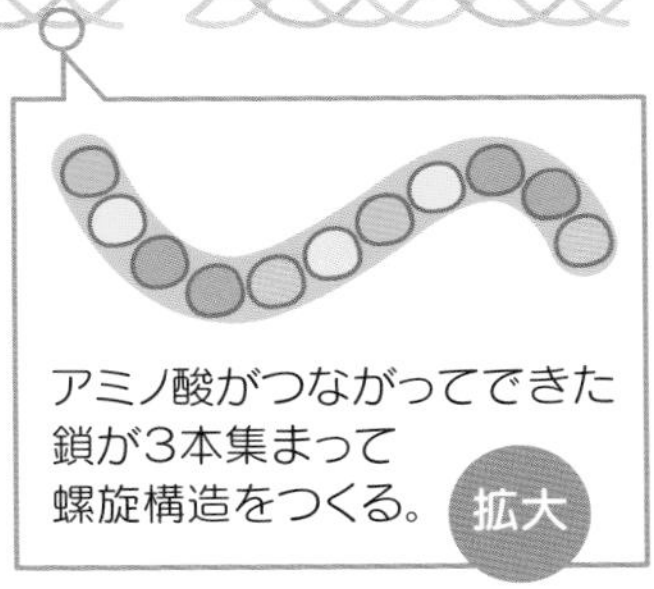
アミノ酸がつながってできた
鎖が3本集まって
螺旋構造をつくる。
拡大

AGEによる悪玉架橋

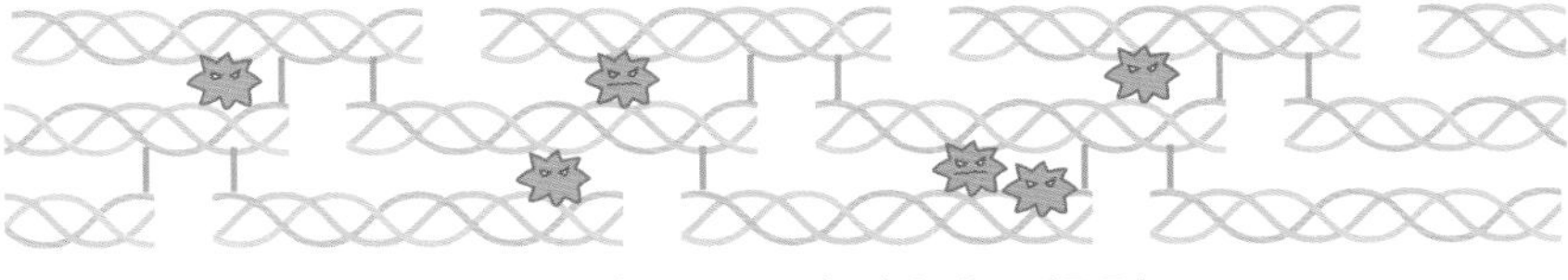

AGEによる悪玉架橋は不規則。
悪玉架橋が増えるとコラーゲン線維の弾力がなくなる。

◆古くなったコラーゲン線維が分解されない

悪玉架橋は、コラーゲン線維の新陳代謝もじゃましてしまいます。

新しいコラーゲン線維と入れ替えるため、古くなったコラーゲン線維は本来分解されるはずなのですが、AGEが悪玉架橋を施してしまうと分解が滞ってしまい、入れ替えがうまくいかずにコラーゲン繊維の劣化が進むのです。

◆マクロファージがコラーゲン線維を弱らせる

免疫細胞のひとつであるマクロファージは、コラーゲン線維を守るためにAGEに攻撃をしかけます。

しかし、マクロファージの攻撃は残念ながらいつもプラスに働くとは限りません。

血管内でLDL（悪玉）コレステロールと結びついたAGEを退治するとき、血管内に付着する「**泡沫細胞**」をつくるように（70ページ）、ときには残念な結果を招いてしまいます。

マクロファージはコラーゲン線維にくっついたAGEを排除するとき、**AGEだけでなくコラーゲン線維ごと食べてしまう**のです。

勢い余って食べられてしまったコラーゲン線維を補うため、コラーゲン線維の増産が始まります。

すると今後はコラーゲン線維が増えすぎてしまい、結果的にコラーゲン線維の状態を不安定にしてしまうのです。

◆コラーゲン線維へのダメージが骨粗鬆症へ

骨粗鬆症は骨がスカスカになって骨折しやすくなる病気です。骨では「**破骨細胞**」が古くなった骨を吸収し、「**骨芽細胞**」が骨を形成する「**骨代謝**」がくり返されて、骨が丈夫に保たれています。しかし、吸収と形成のバランスが崩れて「吸収」が多くなると、骨がもろくなって骨粗鬆症となってしまいます。

ここでもAGEが関係しています。AGEは破骨細胞の働きを促進し、骨芽細胞を抑制するので、骨がどんどんもろくなってしまうのです。

ところで、骨というと「カルシウムでできている」というイメージがあるかもしれませんが、実は骨の半分はコラーゲン線維でできています。

コラーゲン線維の周囲にカルシウムやマグネシウムなどが付着して強度をもつ硬い骨となるのです。AGEによって**悪玉架橋がなされたコラーゲン線維ではカルシウムなどが均質に付着できないので、骨が弱くなってしまう**のです。

骨代謝の仕組み

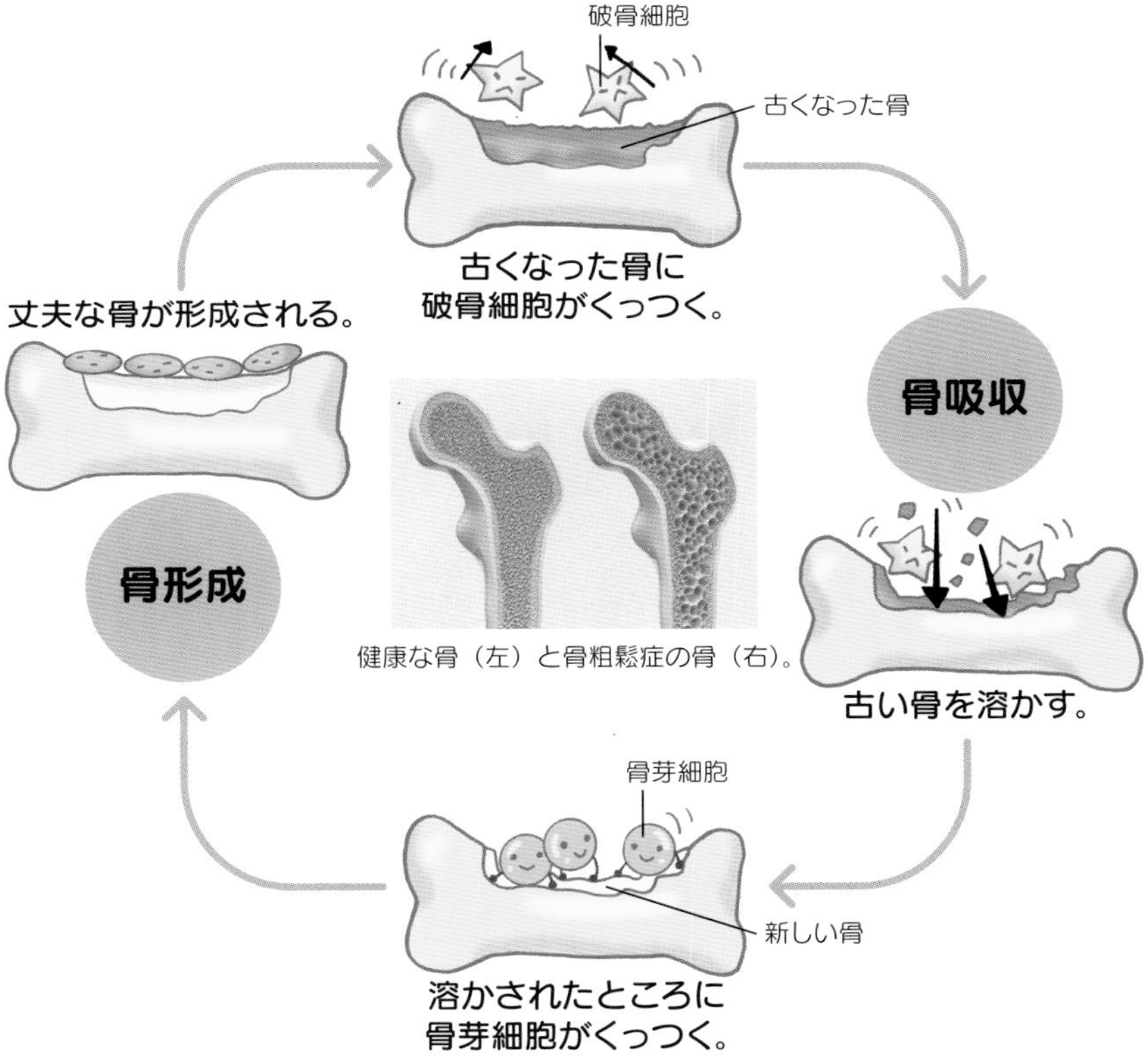
破骨細胞
古くなった骨
古くなった骨に
破骨細胞がくっつく。
骨吸収
古い骨を溶かす。
骨芽細胞
新しい骨
溶かされたところに
骨芽細胞がくっつく。
骨形成
丈夫な骨が形成される。
健康な骨（左）と骨粗鬆症の骨（右）。

Dr. 牧田のひとこと

骨粗鬆症でも骨折していなければ病気ではないとされていましたが、2001年に米国国立衛生研究所が「骨粗鬆症は骨強度が低下して骨折リスクが増大しやすくなる骨の病気」と定義。病気として予防や治療が必要だと認識されるようになりました。

section 2

8

ＡＧＥは肌の細胞の生まれ変わりをじゃまして肌を衰えさせる

紫外線が肌にダメージを与えシミやシワの原因となることはいまや常識ですが、糖化の研究が進むにつれＡＧＥも肌の老化に強く関与していることがわかってきました。

皮膚は表皮、真皮、皮下組織からなり、肌の老化は表皮と真皮の状態で決まります。

いわゆる「**年齢を重ねた肌**」とは、表皮と真皮が次のような状態になっています。

表皮…厚くなる。肌はカサカサになる。

真皮…薄くなる。肌はハリがなくなり、たるみやシワができる。

表皮と真皮の両方の劣化をＡＧＥが進めることが、フランスの化粧品会社エスティー ローダーによって確認されました。ＡＧＥで糖化させた細胞は表皮が厚くなり、真皮の奥にはＡＧＥの一種が蓄積したというのです。

肌の透明感が失われる「黄ぐすみ」に、ＡＧＥとメラニンがどう関与しているか明らかにしたのは日本のポーラです。この研究からはＡＧＥこそが肌の老化を進める原因であり、肌の若さを保つには抗ＡＧＥケアをしないことには、紫外線ケアも美白ケアも意味をなさないことが読みとれます。

◆抗ＡＧＥケアこそ老化を食い止める

体内の細胞は常に入れ替えられていて、これを「**代謝回転（ターンオーバー）**」といいます。蓄積したＡＧＥも細胞の代謝回転とともに消えてしまいます。

代謝回転のサイクルは、表皮では4～50日、真皮では平均15年前後です。代謝までの期間が長いほどＡＧＥが着々と蓄積され、老化が進んでいきます。若々しい肌を保つためには、糖化を食い止めＡＧＥの害を抑える「抗ＡＧＥケア」（106・190ページ）が必要なのです。

肌の表皮と真皮の老化を進めるAGE

若い肌

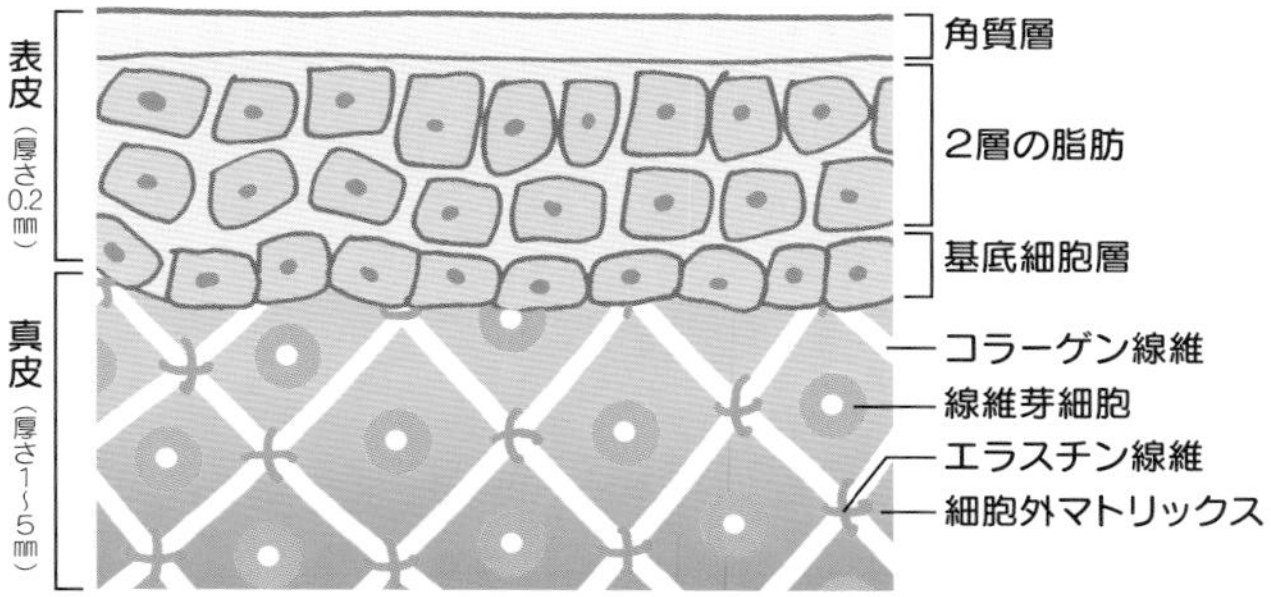

基底細胞とは、角質の元となるタンパク質をつくる細胞。線維芽細胞はコラーゲン線維やエラスチン線維などをつくる細胞。エラスチン線維は真皮のほとんどを占めるコラーゲン線維を束ねるもの。細胞外マトリックスは、ふたつがしっかり結びつくように働く。これらが正常に働くことで若くみずみずしい肌になる。

↓

AGEで老化した肌

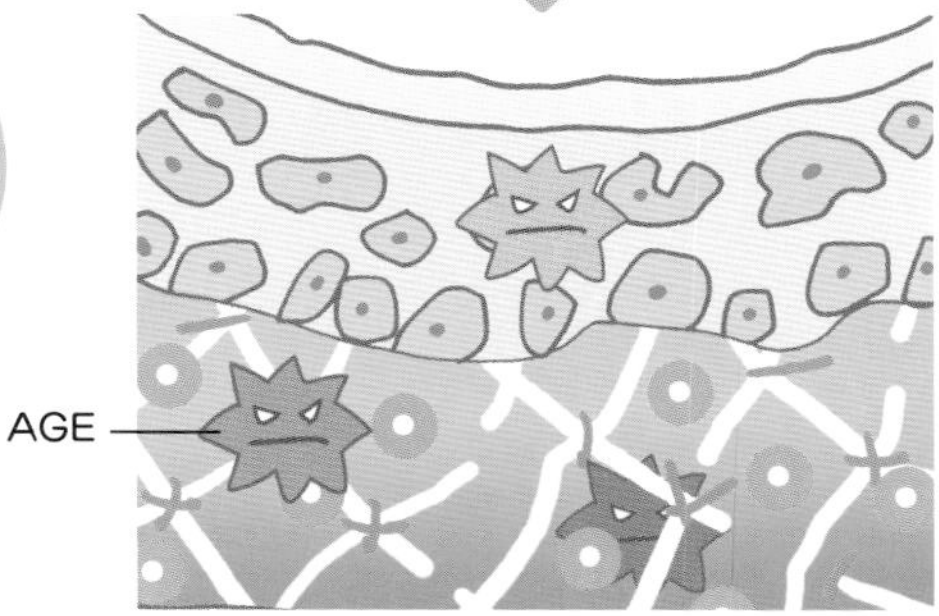

ＡＧＥによって表皮は厚みを増し、真皮ではコラーゲン線維とエラスチン線維の結びつきが崩される。ＡＧＥの影響で線維芽細胞も死んでしまう。これらの結果、肌が老化する。

Dr. 牧田のひとこと

代謝回転（ターンオーバー）にかかる時間は細胞によって異なります。

肝臓…約14～20日　消化管…約10日　筋肉…約180日　皮膚…約15年
関節軟骨のコラーゲン線維…117年
眼の水晶体のクリスタリン（タンパク質の一種）…代謝回転しない（ＡＧＥが蓄積すると白内障に）

代謝回転の時間が長いほど、ＡＧＥの蓄積から逃れられない老化しやすい部分といえます。肌（皮膚）は老化しやすいのです。

section 2

9

過労、睡眠不足、人間関係……、ストレスが血糖値を上げ糖化が加速

日本人を対象とした研究結果を分析し、厚生労働省は糖尿病の危険因子を次のようにまとめています。

①加齢　②家族歴　③肥満
④運動不足　⑤血糖値の上昇

そのほかの危険因子として高血圧や高脂血症が挙げられていますが、最近では**「ストレス」の影響も大きい**ことがわかっています。

ドイツのミュンヘンヘルムホルツセンターは、2014年、ストレスと糖尿病に関する調査結果を発表しました。対象は20〜60歳代の5337人の労働者。調査開始時は全員糖尿病を発症していませんでしたが、平均13年間の調査期間中に約300人が発症。**仕事で強いプレッシャーを感じている人は、肥満や年齢などの因子にかかわりなく糖尿病になった**ことがわかりました。

これは、ストレスが血糖値を上昇させることを意味しています。

ストレスそのものも血糖値を上げますが、ストレスを下げようと分泌されるホルモンが、血糖値を上昇させることもあります。

脳はストレスを強く感じると**「内分泌」**と**「自律神経」**にストレスを下げるホルモンを出すように指示しますが、その際に分泌されるコルチゾールやアドレナリンといったホルモンには、血糖値を上昇させる作用があるのです。

◆ストレスで糖化が進む

過度なストレスがつづいて血糖値が上昇すると、当然、糖化が進み、AGEも増えてしまいます。ストレスで血糖値は最大40mg/dℓも上がります。

また、ストレス対策に追われる内分泌・自律神経も疲弊してしまい、心身両面にさまざまな不調が発生するのです。

ストレスの伝達経路と分泌されるホルモン

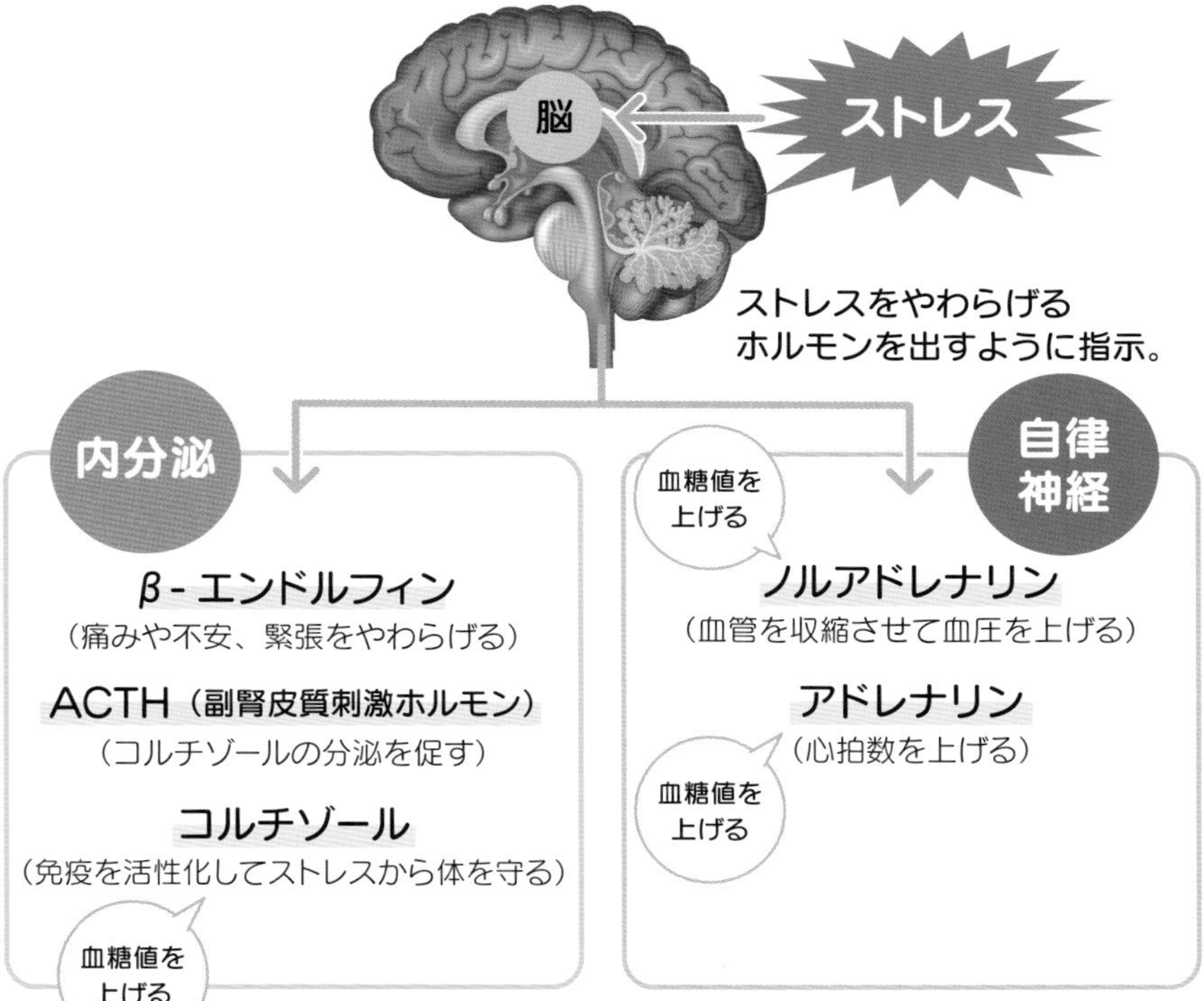

脳がストレスを察知すると、「内分泌」と「自律神経」のルートでストレスに対処するためのホルモンの分泌がおこなわれる。内分泌とは蓄えていたホルモンなどを血液のなかなどに放出すること。

Dr. 牧田のひとこと

イライラしたとき甘いものを食べると落ち着く気がしますよね。確かに甘いものを食べると幸福ホルモンのドーパミンが分泌されて一時的にイライラは収まります。すると脳は「イライラしたら甘いものが食べられる」と記憶するので、イライラするたびに甘いものがほしくなり、さらに同量では満足感が得られないためどんどん食べる量が増えるという糖質中毒のサイクルにはまってしまいます（34ページ）。

「ストレス解消は食べること」という方が選ぶのは、ケーキやお寿司やパスタなど糖質の高いものばかりです。ストレスによるやけ食いは、糖質中毒をより深刻にする危険な行為といえるでしょう。

section 2

10

糖質がDNAに作用してガン細胞を発生させる

実は、人体では毎日一兆個もの細胞が死んでいます。その分、DNAの情報をコピーして新たに一兆個もの細胞が生まれていています。つまり新陳代謝がくり返されているのです。

日々新しく生まれる細胞がすべて健全というわけではありません。なかには**5000個ものガン細胞**も含まれているのです。

◆糖化がDNAのコピーエラーを起こす

なぜ、このようにガン細胞が発生してしまうのでしょうか？　それはDNAのコピーエラーが原因です。

新陳代謝のたびにコピーエラーによって、ある程度のガン細胞が発生しているわけですが、だからといって全員が全員ガンになるわけではありません。免疫細胞がガン細胞の増殖を阻止してくれるので、事なきを得ているのです（72ページ）。

新陳代謝の過程で発生するDNAのコピーエラーは、糖化によって誘発されることが実験で証明されています。

細菌に寄生して増殖するウイルスをブドウ糖に混ぜたあと大腸菌に寄生させると、ブドウ糖に混ぜておいた時間が長く、ブドウ糖の濃度が高いほど、大腸菌への感染能力が低下したのです。この実験は、ウイルスのDNAが糖化の影響を受けてコピーエラーを起こし、本来の感染能力が損なわれたことを示しています。

糖質の過剰摂取によって体内の糖化が進んでしまったら、人間の体でも同様のコピーエラーが頻発することでしょう。それはガンリスクが上昇することを意味します。

ガン細胞が多発してしまえば、免疫細胞で抑えることが難しくなるからです。糖質過多の食生活は、細胞レベルで悪影響を及ぼしガンの原因になるのです。

糖化が進むとDNAのコピーエラーが発生

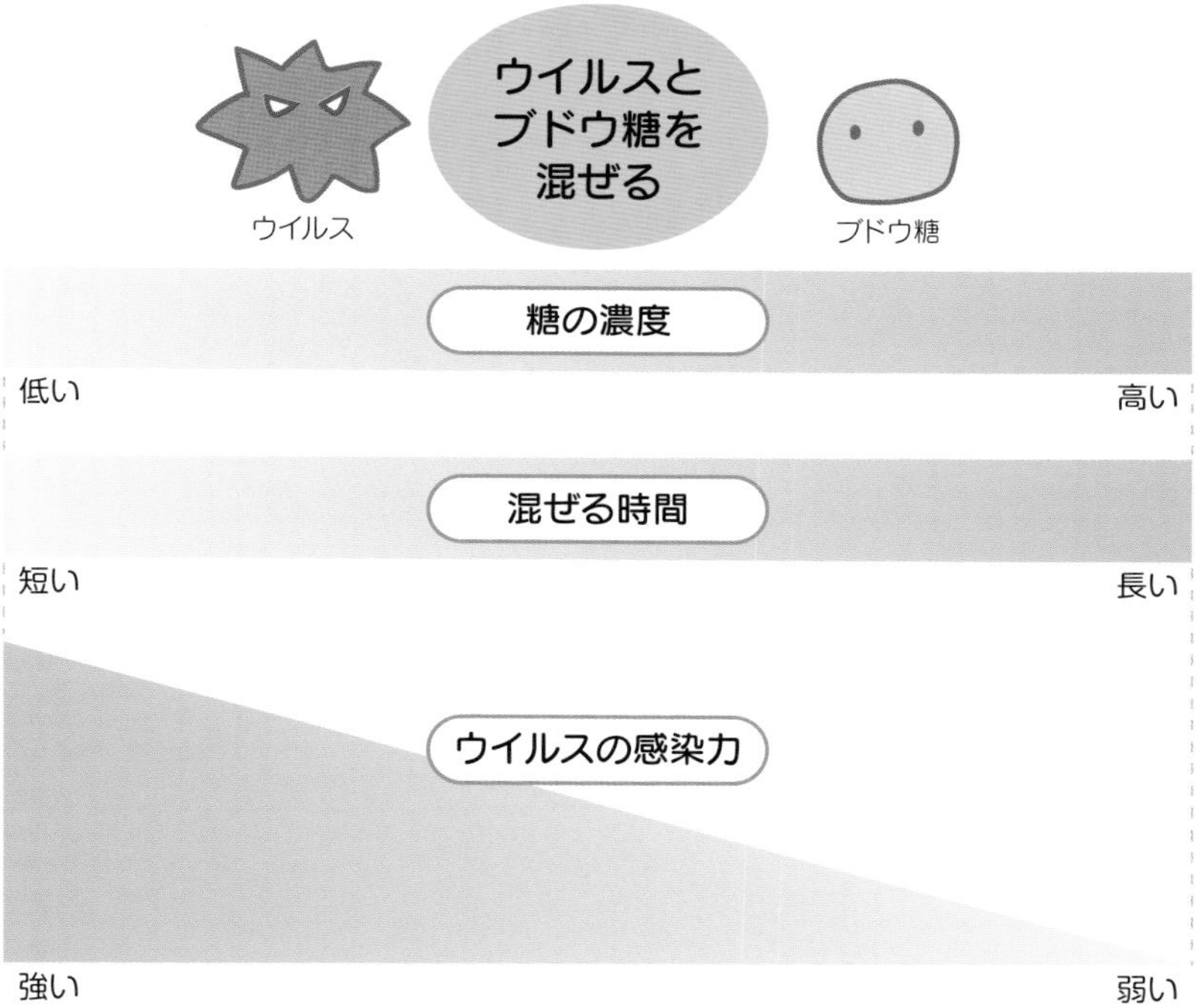

糖の濃度が高く、糖に混ぜる時間が長いほど、ウイルスの感染力は低下していった。糖化によってDNAのコピーエラーが起きてしまったことがわかる。

Dr. 牧田のひとこと

ガンの治療が難しいのは、再発と転移があるからです。

- 再発…手術で取り切れずに残っていた小さなガンが再びあらわれたり、治療で小さくなったガンがまた大きくなること。
- 転移…血液やリンパ液にのって体内を移動したガン細胞が新たにガンを発生させること。

ＡＧＥがガン細胞の転移にもかかわっていることが、大阪大学とコロンビア大学の共同チームの研究でわかりました。ガン発生には複数の要因が重なっていますが、ＡＧＥがガンの発生と転移の両方にかかわっていることは明らかになったといえます。糖質を適切にコントロールして体内の糖化を防いでＡＧＥを発生させないことが、ガン予防になるのです。

column

糖質過多が引きおこす「炎症」が万病に

糖質過多の生活をつづけるともれなく肥満に。
蓄積した内臓脂肪で発生した慢性炎症が病気の温床に。

日本人の死亡原因トップであり、いまや2人に1人が発症するといわれているガン。

珍しい病気ではなくなりましたが、だからといって命にかかわるこわい病気であることに変わりはありません。

だからこそ、「ガン細胞の増殖を抑制する薬がある」のであれば、ぜひ知っておきたいですよね。

その薬は高額でもなければ、希少でもありません。

おそらく皆さんのご自宅の薬箱にも入っているぐらい、ありふれた薬です。

その薬はアセチルサリチル酸。

「**アスピリン**」といったほうが、一般的には通りがよいかもしれません。

アスピリンの効能には解熱、鎮痛、そして消炎があり、この「**消炎**」がガン細胞の抑制につながるのです。

ガンは体内の炎症が原因で発生します。そこでアスピリンを服用したところ炎症が鎮まって、増殖がストップしたという研究報告があるのです。

もちろん、だからといって「アスピリン＝ガンの特効薬」とはなりません。

しかし、この研究報告から炎症とガン細胞の「蜜月関係」がよくわかります。

では、なぜ体内で炎症が発生するのでしょうか？

ここにも「糖質」が関係しているのです。

ガンによる死亡数が多い部位（2020年）

（国立がん研究センターがん情報サービス）

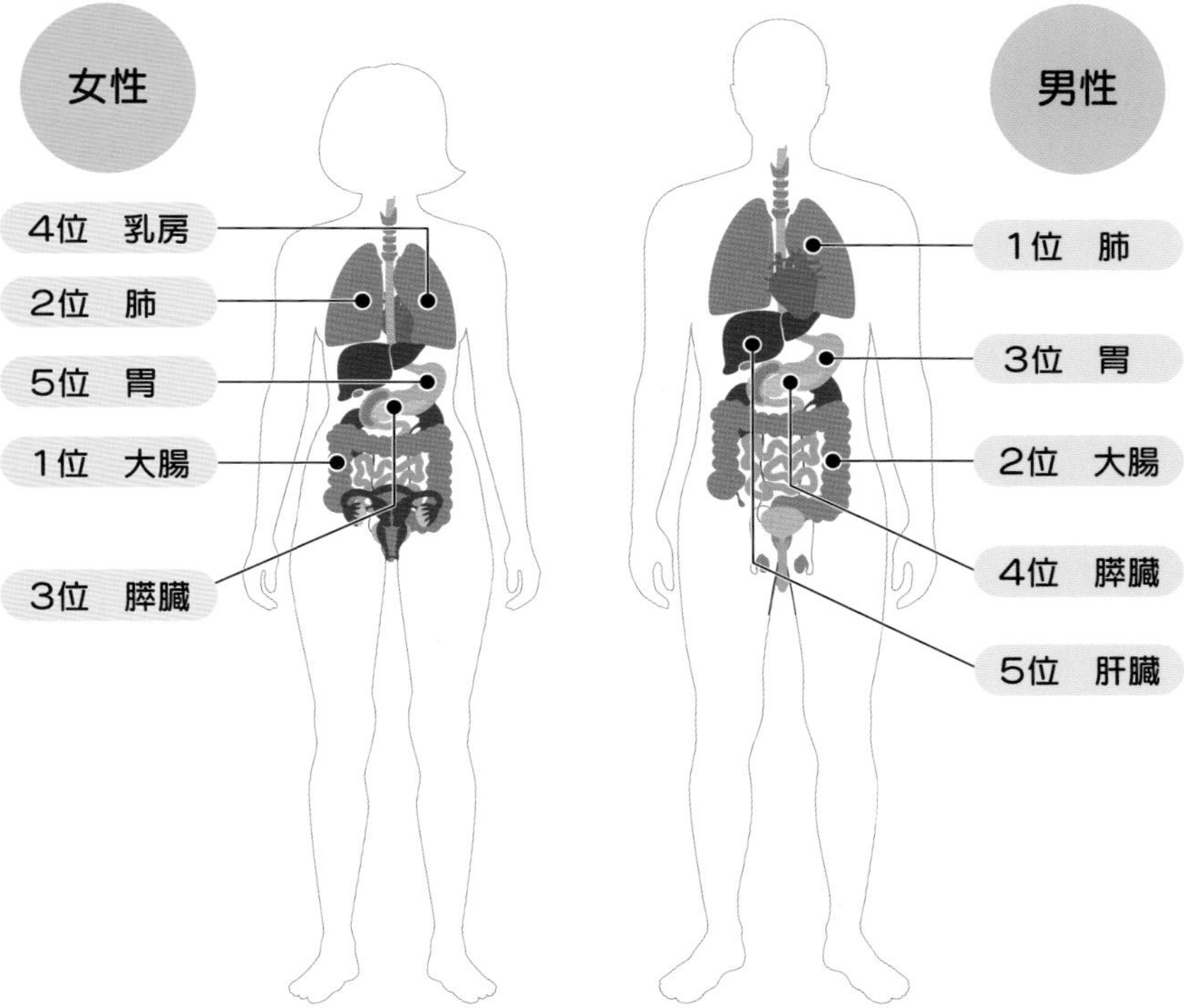

男性は40歳以上は消化器系のガンでの死亡率が高いが、70歳以上は肺と前立腺の割合が増す。女性は40歳代は乳ガン・子宮ガン・卵巣ガンと女性特有のガンでの死亡率が高いが、高齢になると消化器系の割合が増加する。

◆糖質が増えると炎症が起きる

人間の脳は糖質を摂ると大喜びしてドーパミンを放出します（34ページ）。

覚醒剤などの麻薬と似た作用を示すドーパミンは、まさに麻薬的な「幸福感」をもたらし、その幸福感を求めて常に糖質を摂りつづけていると立派な糖質中毒になってしまいます。

3度の食事やその間のおやつ、仕事や家事のお供のペットボトル飲料など、意識せずに「脳が喜ぶもの」をどんどん摂っていると、体は確実に糖質過多に陥ってしまいます。

そして、消費しきれなかった糖質が脂肪として蓄えられて体がでっぷりしていくのです。

脂肪はまず「内臓脂肪」、次に「皮下脂肪」として蓄積されます。

このうち「内臓脂肪」が増えすぎると免役細胞の力が弱くなって「炎症」が発生すること、さらにその炎症がなかなか治まらないことがわかってきました。

そもそも「炎症」は体に侵入した外敵と戦うための防衛手段です。

風邪をひいて発熱するのは免疫がきちんと働いた結果でありまったく問題はありません。

しかし、外敵を攻撃するわけでもないのに炎症がずっとつづいていると、ガンをはじめとしたさまざまな病気や感染症にかかりやすくなってしまうのです。

内臓脂肪と皮下脂肪の蓄積と体型

内臓脂肪が蓄積した「リンゴ型体型」

腹部の内臓周辺に脂肪が蓄積して上半身が太くなる。

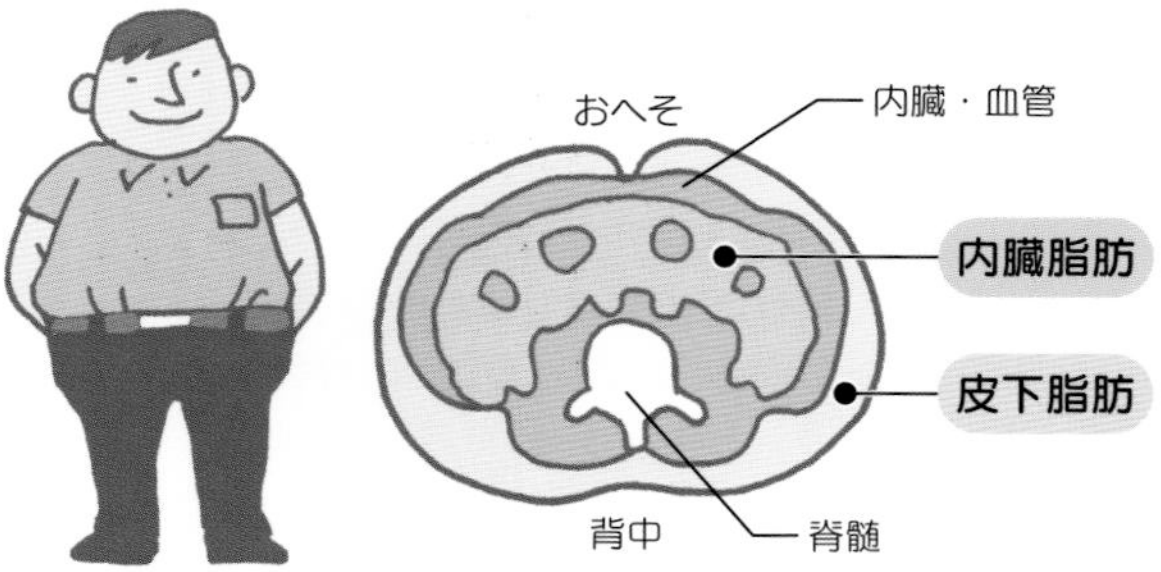

皮下脂肪が蓄積した「洋ナシ型体型」

下半身にジワジワ脂肪がついて減らしにくい。お尻、太ももほか、二の腕にも脂肪がつく。

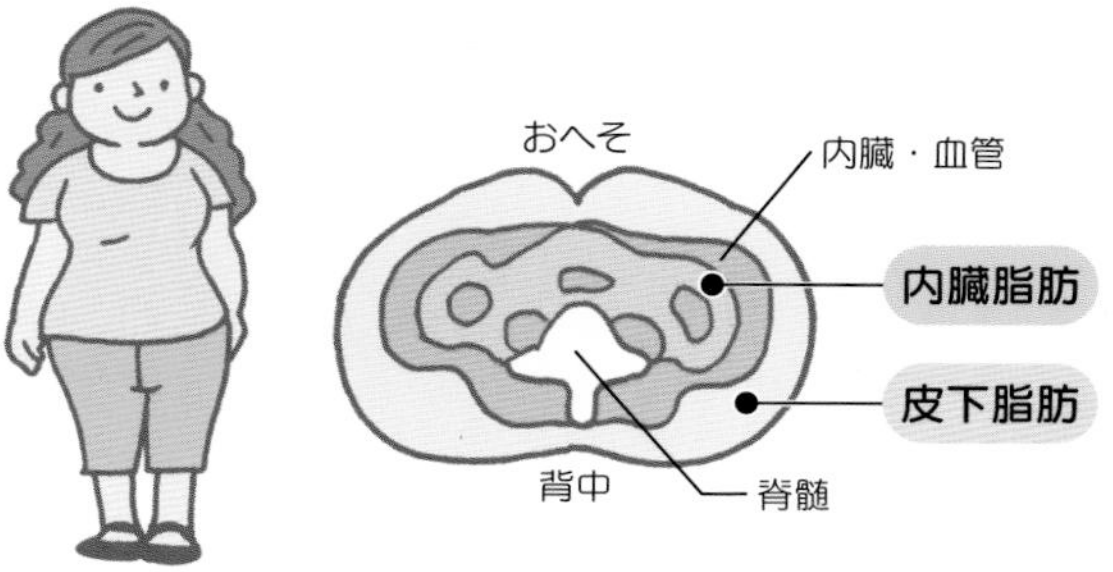

第3章
section 3

糖質オフの健康効果
～糖質制限で若返る

section 3

1

太古の人類はご飯もパンもケーキも食べない「糖質オフ」生活

人類が誕生してから約250万年という長い歴史のなかで、小麦や米などの穀物栽培ができるようになったのは1万年前。生成した小麦粉や白米を食べるようになったのは200年ほど前からです。

穀物栽培ができるようになる前、人類は狩猟や漁労、採集で食糧を得ていました。人類は長きにわたって**肉、魚介、野山で採れた植物で体を維持していた**のです。

脂質・タンパク質中心の食生活で、糖質は植物からわずかに摂取するていど。もちろん、飢えに苦しむことも日常だったでしょう。

こうした「原始的」な食生活が農耕技術の発展によって一変したのです。小麦や米などが文字通り「主食」となって、ふんだんに糖質を摂るようになりました。

狩猟から農耕へ。安定した食の確保が文明の発展に寄与したことはまちがいありません。

しかし、何十世代もかけて構築された体の代謝の仕組みからすると、これほど**大きな食の変化は想定外のことであり、体は未だ食の変化に対応できていない**のです。

◆人体は満腹にも糖質にも慣れていない

日本においては、ここ数十年で急激な糖質過多へと突き進んでいます。娯楽的にさまざまな「スイーツ」が流行し、外食も中食も発展した日本では、知らず知らずのうちに糖質をどんどん摂取してしまうような状態です。

250万年にわたる人類の歴史からすると「**満腹**」が当たり前になったのは、ごく最近なのです。

ただでさえ**満腹慣れしていないのに、その満腹をもたらすのが体に馴染みのない「糖質」**となってしまったことが**現代に生きる私たちを苦しめる「生活習慣病」**の元凶となっているのはまちがいありません。

「伝統的な食生活」と「近代的な食生活」が体に与える影響

調査対象

世界 14 か国の民族
○スイスの山奥にくらす人々　○北極圏のイヌイット
○アメリカ先住民族　○アボリジニ　○ポリネシア人
○ペルー古代文明人　など

	伝統的食生活の人々		近代的食生活の人々
	例 **イヌイット** (魚、魚の卵、アザラシの脂など) **マサイ族** (動物の肉・血液・乳のみ。植物由来のものは摂らない) ↓ 動物性油脂を自然のまま摂っている。**糖質はごくわずか。**	食	例 **ハンバーガー、ポテト、ピザ、炭酸飲料、缶詰　など** ↓ 精白穀物、殺菌牛乳、加工した油脂類を多く摂っている。 **糖質過多。**
	□虫歯なし □歯並びがよい(美しい)	歯	□虫歯あり □歯並びが悪い (顔を含めた骨格が悪い)
	□健康体	体調	□免疫力低下

アメリカの歯科医であるW・A・ブライス博士は患者の虫歯や歯列の乱れは食生活に原因があると考え、1930年代から世界14か国で「伝統的食生活の人々」と「同じ民族で近代的食生活の人々」の健康状態を調査した。(『食生活と身体の退化』(『Nutrition and Physical Degeneration』))
ちがいは明らかで伝統的食生活の人たちは虫歯のない美しい歯並びで健康体。文明流入や移住で近代的食生活に移行した人々は、虫歯や歯並びが悪い以外に健康面の問題も多かった。

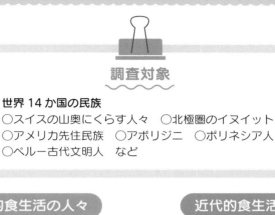

2 人間の体の基本設定は「飢餓」、だから「糖質オフ」がフィットする

人類の250万年に渡る歴史は、「飢餓」に打ち勝つための戦いの歴史といってもよいでしょう。食糧を得るために、人類は常に肉体を酷使してきました。

過酷な環境のなかでは、「食事は少し、でも労働はたっぷりできる省エネタイプ」でなくては生き抜くことはできません。

厳しいくらしに適応できた「省エネタイプ」をベースに、**「飢餓」と「肉体の酷使」が「基本設定」としてプログラミングされている**のが人間の体なのです。

ところが現代人は、「飢餓と肉体の酷使」という基本設定に反するライフスタイルを送っています。

つまり「**飽食と運動不足**」です。

◆人類が初めて経験する量の「糖質」

狩りがうまくいかなかったり、干ばつなどで農作物ができなかった場合、人類は飢餓に耐えるしかありません。

飢餓状態は車でいえば「ガス欠」です。

生命活動を維持するため、**肝臓や筋肉にキープしておいた糖を引き出してエネルギーにあてる必要があります。「グルカゴン」「成長ホルモン」**といったホルモンがキープしていた糖を引き出すと血糖値が上昇します。

血糖値を上昇させるホルモンは複数ありますが、反対に血糖値を下げるホルモンはインスリンしかありません。人間の体が「飢餓」に備えたつくりになっているのは、このことからもよくわかります。

現代は人類にとって初めて血糖値を上昇させる「糖質」をふんだんに食べられる時代ですが、体は変化に追いついていません。そのため、さまざまな不調や病気が発生し、老化まで加速しています。体を正常に戻すには人体の基本設定である「糖質オフ」を実行することなのです。

血糖値にかかわるホルモン

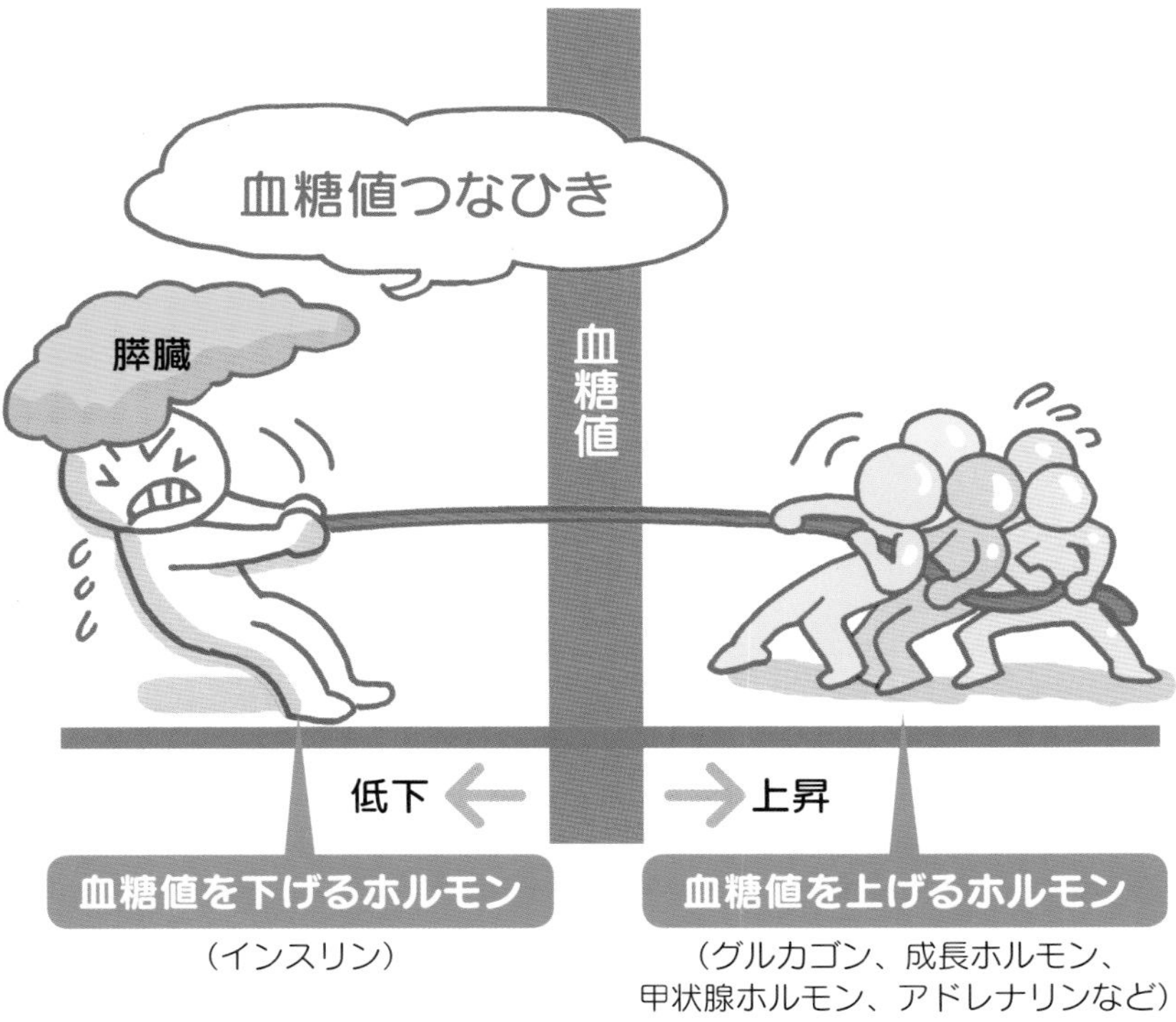

血糖値を上げるホルモンと下げるホルモンがバランスを取ることで適切な血糖値が保たれる。これまで人類はずっと「飢餓状態」。それに対処するために血糖値を上げるホルモンは多数存在している。しかし、現代は血糖値を「上げる」食べ物が圧倒的に多い。そして、インスリンの働きで脂肪が増えて太る。

Dr. 牧田のひとこと

日本人が飢えから開放されたのは、ほんの数十年のことです。このわずかな期間に糖質の摂取量はべらぼうに増加しました。250万年かけてプログラミングされた「飢餓」の設定が、たかだか数十年で書き換えられるわけもなく、体内は処理不能な糖質があふれ、肥満や病気、体調不良を引きおこし、老化を進める有害物質のＡＧＥも大量に発生しているのです。

column

プログラミングに合わない食の害

連綿とつづく生物の歴史のなかで「食のありかた」が決定される

地球上の生物は、何百万年単位の長い進化の道をたどってきました。

厳しい環境を生き抜くため生物がいちばん腐心したのが、なんといっても「食」でしょう。どんなものを食べるか、どれくらい食べるか。**生物にとって理想的な「本来の食」が進化のなかで確立された**のです。

生物にとって最適な「本来の食」はそうそう変わるものではありませんが、一部の生物を取り巻く「食糧事情」のほうはガラリと変わってしまいました。この乖離がさまざまな病気を引きおこしています。

◆まちがった「食」が数世代にわたって悪影響を

カリフォルニアの結核研究所に勤めていたフランシス・ポッテンジャー博士は、実験のため猫の副腎を切除していましたが、手術中に死んでしまう猫と生きのこる猫がいることに疑問を抱きます。この差を解明すべく調査したところ、どうやら生のエサを与えられた猫は生命力が強いことがわかりました。

そこで1932年から10年かけて900匹以上の猫を使った実験を始めます。

実験では「生の肉：調理肉」「生乳：殺菌乳、練乳、砂糖入り練乳など」と、細かくエサの内容を設定し、それぞれのグループの経過を数世代にわたって観察しました。

おわかりかと思いますが、**実験は「猫が先祖代々食べてきたエサ：なじみのないエサ」との対比**になっています。

当然、肉もミルクも「生」で食べるのが猫の「本来の食」

です。

生の肉や生乳を与えられた猫たちは健康そのもの。骨格はしっかりとして歯並びも良好。毛づやもよく寄生虫も少なく、繁殖活動も活発。情緒も安定していました。

一方、調理肉や殺菌乳などを与えられた猫はというと、次のようなさまざまなトラブルを抱えるようになります。

□くる病（骨がやわらかく変形しやすい、伸びにくいなどの症状がある）になる。
□子猫のうちに死んでしまう。
□視力低下。
□皮膚病やアレルギー。
□心臓・甲状腺・肝臓・卵巣・睾丸などの疾患。
□情緒が不安定（オスはおとなしく、メスは気性が荒い）。

3世代目になるといよいよ影響は深刻になります。生まれても6か月未満で死んでしまうことが増え、オスは無精子症が多く、生殖活動ができたとしても元気な子猫が生まれず、ついに4世代目は育たなかったそうです。

◆人間にも同様のことが起きている

ペットブームの日本では、ペットの肥満や糖尿病など人間同様の健康問題が広がりつつあります。

菓子パンやスナック菓子など人間と同じものを与えるのは論外ですが、本来の食からかけ離れたエサを与えつづけることが、ペットの健康を害してしまうのです。

人間もまったく同じです。現に、猫にあらわれた数々のトラブルは、現代の日本人が悩まされていることばかりではないですか。

人類の歴史を鑑みるに、「本来の食」からかけ離れたもの、つまり食べるべきでないものといえば、ずばり「糖質」です。とはいえ、完全に糖質を断つ必要はありません。**適切な摂取量を把握したうえで糖質をコントロールしていけばよいのです。**

なるべく糖質が多く含まれているものは避けること。そして、太り気味と感じている方は、糖質への警戒レベルをちょっと上げて、糖質を極力減らすように努めればよいのです。とくに、砂糖を大量に使った清涼飲料水やお菓子はやめるべきです。

血糖値の乱高下で不安定になったメンタルが糖質オフで安定

本来、血糖値はホルモンの働きによって一定の範囲内に収まっています。

食後に上昇した血糖値はインスリンが下げますし、空腹などで血糖値が低くなると**アドレナリン**、**ノルアドレナリン**、**コルチゾール**、**グルカゴン**、**成長ホルモン**などの働きで血糖値が下がりすぎないよう適正に保たれます。

しかし、食事のたびに糖質をたっぷり摂っていると、食後に血糖値が急上昇するようになります。

それに反応して大量に分泌されたインスリンによって血糖値は引き下げられますが、次は下がりすぎた血糖値を上げようとアドレナリンやグルカゴンなどが分泌され……と、体はめまぐるしく対応します。

こうした反応が引きおこされた結果、**血糖値スパイクが起こる**のです（28ページ）。

◆糖質オフで自律神経が整う

ホルモンの分泌には自律神経もかかわっていますから、正反対の作用のホルモンをひっきりなしに分泌することで自律神経にも乱れが生じます。

本来、自律神経は日中は体を活発にする交感神経が優位になり、夜間はリラックスモードの副交感神経が優位になるようにゆったりと切りかわるのが理想です。

しかし、**血糖値スパイクが起きてしまうと交感神経から**アドレナリンやノルアドレナリンが分泌されます。これが**イライラなどの原因となる**のです。

糖質オフの食生活なら食後に**血糖値の乱高下、つまり血糖値スパイクを起こすことはありません。**血糖値を正常範囲に収めるために交感神経からアドレナリンなどが分泌されることもないので、メンタルも安定していくのです。

血糖値の乱高下とホルモンの作用

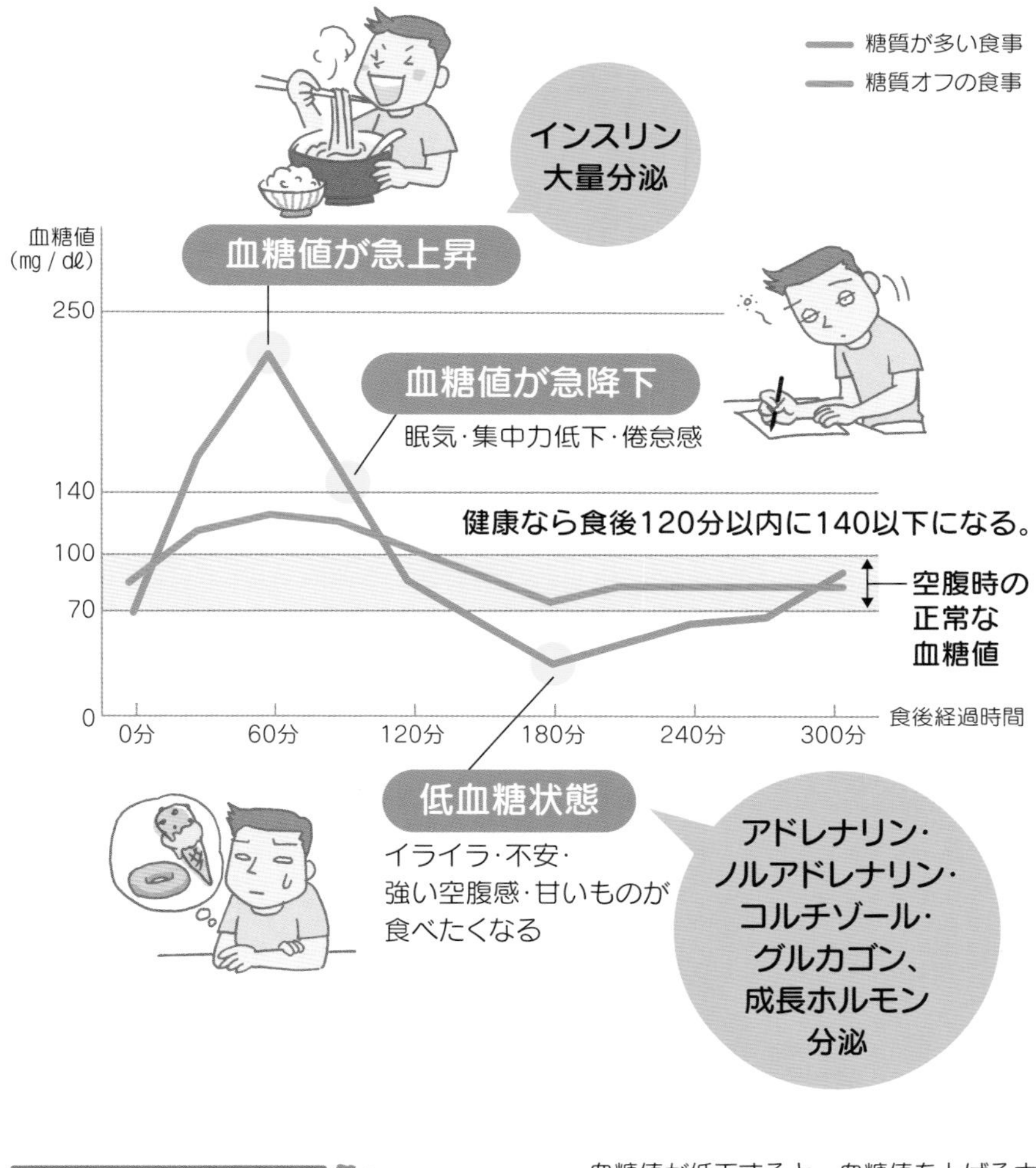

Dr. 牧田のひとこと

自律神経が乱れるとイライラや不安感などの精神面への影響だけでなく、頭痛やめまいのほか、胃酸過多→胃炎、腸の蠕動運動の異常→便秘や下痢といった身体症状もあらわれます。

血糖値が低下すると、血糖値を上げるホルモン（アドレナリン、ノルアドレナリンなど）が交感神経から分泌される。それによって血糖値は上がるがイライラや不安などの低血糖症状が出る。これは「血糖値を上げるものを食べるように」という警告反応。

section 3

4

糖質オフで睡眠の質が上がり仕事や家事の能率がアップ

睡眠は心身の疲れを取り、生命力をチャージする大事な時間です。

夜に質のよい睡眠が取れれば、朝スッキリと目覚めることができます。日中の活動、仕事や勉強などもはかどることでしょう。

◆糖質過多が「夜間低血糖」を起こす

夕食でたっぷり糖質を摂って就寝すると、ちょうど寝ているときに血糖値が急上昇し、血糖値を下げるために分泌されたインスリンの働きで、今度は血糖値が急激に下がります。

これが「**夜間低血糖**」です。**下がってしまった血糖値を上げるため、アドレナリン、ノルアドレナリンなどのホルモンが分泌**されます。

これらの血糖値を上げるホルモンは、自律神経の交感神経に作用する「**興奮系のホルモン**」です。

本来、睡眠時は副交感神経が優位になり、心身ともにくつろいだ状態になるはずです。

しかし、「**交感神経**」が優位になることで「**眠っているのに興奮している**」というアンバランスな状態になってしまい、起床時に疲労感が残ってしまいます。

糖質を適切にコントロールしないと睡眠まで阻害されてしまうのです。

反対に血糖値を安定させれば良質の睡眠を得られます。糖質オフの夕食なら血糖値はゆっくりと上がり、ゆっくりと下がるので、興奮系のホルモンを分泌する必要がないのです。

結果、睡眠に適した副交感神経が優位の状態になり、疲労回復、脳のリセットなど睡眠時に本来おこなわれる働きが促進されます。

夜間低血糖の症状

起床時

- 肩や首にこわばり
- 倦怠感
- 頭痛

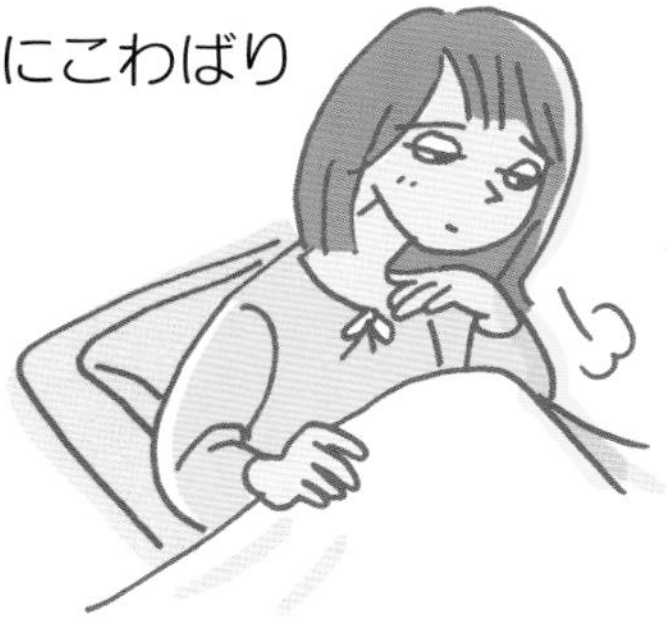

睡眠中

- 寝汗
- 歯ぎしり
- 悪夢

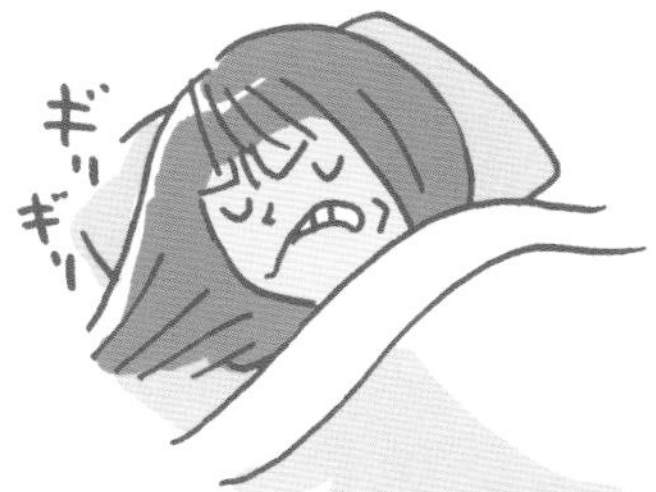

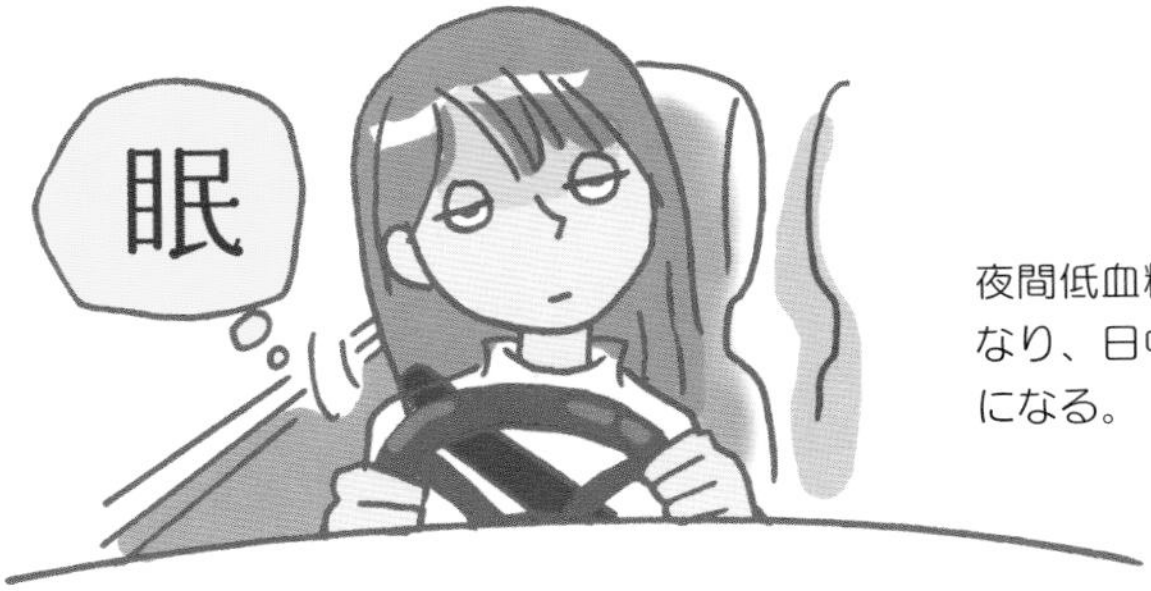

夜間低血糖がつづくと眠りが浅くなり、日中に眠気に襲われるようになる。

Dr. 牧田のひとこと

自律神経は交感神経と副交感神経からなり、片方が働いているときは片方はお休みし、状況に合わせてバトンタッチしながら、内臓などの働きを調整しています。交感神経は体を活発にし、戦う状態にします。反対に副交感神経は体をリラックスさせます。夜間は副交感神経が優位になることで良質な睡眠がもたらされるのです。

5 肝臓から供給される糖のおかげで糖質オフしても低血糖にならない

糖質オフで低血糖になるのではないかと不安になる方もいるようです。しかし、血糖値が下がりすぎないシステムがあるので、健康な方であれば低血糖の心配は無用です

◆血糖だけではまかなえない

摂取された糖質は分解されてブドウ糖となり、肝臓を経て血液中に放出されます。これを「**血糖**」といいます。血糖は脳、筋肉、心臓などを動かす燃料として使われ、最も血糖を必要とするのは脳です。

脳の神経細胞は1時間に4グラムの血糖を消費します。また、血液中に酸素を運ぶ赤血球も血糖をエネルギーとし、全身で1時間に2グラムの血糖が必要です。

つまり、脳と赤血球だけで1時間に6グラムの血糖を使うことになります。でも、たった6グラムです。

脳と赤血球に必要な血糖をまかなうためには、1時間に6グラムの糖質が必要という理屈になりますが、食事の間隔が数時間空いても、就寝中に糖質を摂れなくても私たちは低血糖にはなりません。

それは糖を補うための仕組みが肝臓に備わっているからなのです。

◆「糖質の分解」と「糖新生」で低血糖を防ぐ

食事から摂取した糖質は小腸から吸収されたあと「**グリコーゲン**」(**ブドウ糖が集まったもの**)として肝臓にストックされます。このグリコーゲンを分解して使い、血糖が下がるのを防ぎます(**糖質の分解**)。また、肝臓はタンパク質から分解されたアミノ酸と中性脂肪から分解されたグリセロールを使って糖をつくることもできます(**糖新生**)。

肝臓による「糖質の分解」と「糖新生」のおかげで、糖質オフでも血糖値が下がりすぎることはありません。

糖質オフでも低血糖にならない体のシステム

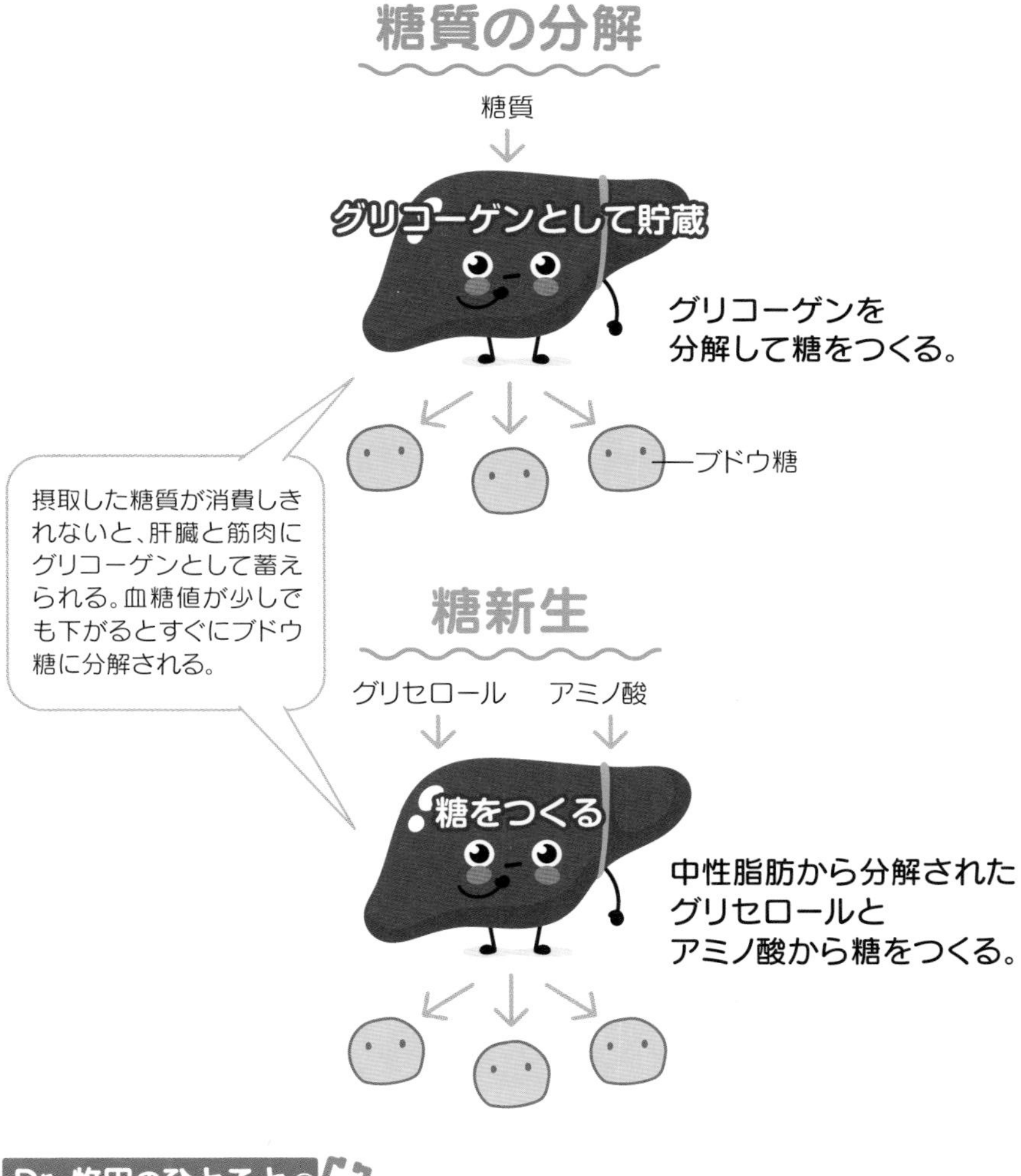
糖質の分解
糖質
グリコーゲンとして貯蔵
グリコーゲンを
分解して糖をつくる。
ブドウ糖
摂取した糖質が消費しきれないと、肝臓と筋肉にグリコーゲンとして蓄えられる。血糖値が少しでも下がるとすぐにブドウ糖に分解される。
糖新生
グリセロール
アミノ酸
糖をつくる
中性脂肪から分解された
グリセロールと
アミノ酸から糖をつくる。

Dr. 牧田のひとこと

子どもが甘いオヤツをほしがるのは、糖新生のシステムが未熟で糖質を補う必要があるからです。成長するに従ってシステムは完成しますが、大人になってもオヤツに甘いものが食べたくて仕方ないなら糖質中毒の可能性あり。低血糖対策として糖質を補う必要はありません。口寂しいときは糖質の低いオヤツを食べましょう。

6 カロリー制限では痩せられない、痩せたいなら「糖質オフ」

かつては、ダイエットといえば「カロリー制限」が真っ先に挙がるものでした。

1日の食事やおやつのカロリーの合計よりも、消費するカロリーのほうが多ければ痩せるという考えです。

1グラムあたりで比較すると、糖質とタンパク質が4キロカロリー、脂質が9キロカロリーとなっています（50ページ）。

同じ1グラムでも脂質は糖質とタンパク質の2倍以上のキロカロリーなので、**カロリー制限ダイエットでは「脂質を減らせば効率的にカロリーを抑えられる」と考えます。**

このような考えから、「脂肪が肥満の原因なので脂質は摂るべきではない」という誤解が生じ、「**糖質オフ**」ではなく「**脂質オフ**」が推奨されています。

しかし、**実際には人間を太らせるのは三大栄養素のうち「糖質」だけ。**脂質をカットして摂取カロリーを減らしたところで体重には無関係です。

◆低脂肪・ローカロリーはダイエットに無意味

ダイエットの定番だった「カロリー制限」ですが、専門家のあいだでは**「カロリー制限では痩せない」**という認識が広がりつつあります。

世界的に権威のある『NEW ENGLAND JOURNAL OF MEDICINE』（2008年）に、322人の中等度の肥満の人を対象にした3種類のダイエット法について、2年間調査した結果が発表されました（左ページ）。

その結果、**低脂肪食でカロリー制限をしたグループの成績がいちばん悪く、**カロリー制限なしで**低炭水化物のグループが最もダイエットに成功した**ことがわかったのです。

現在では糖質オフの減量効果が浸透しつつあります。

低脂肪でカロリー制限、地中海食でカロリー制限、低炭水化物でカロリー無制限それぞれのダイエット効果

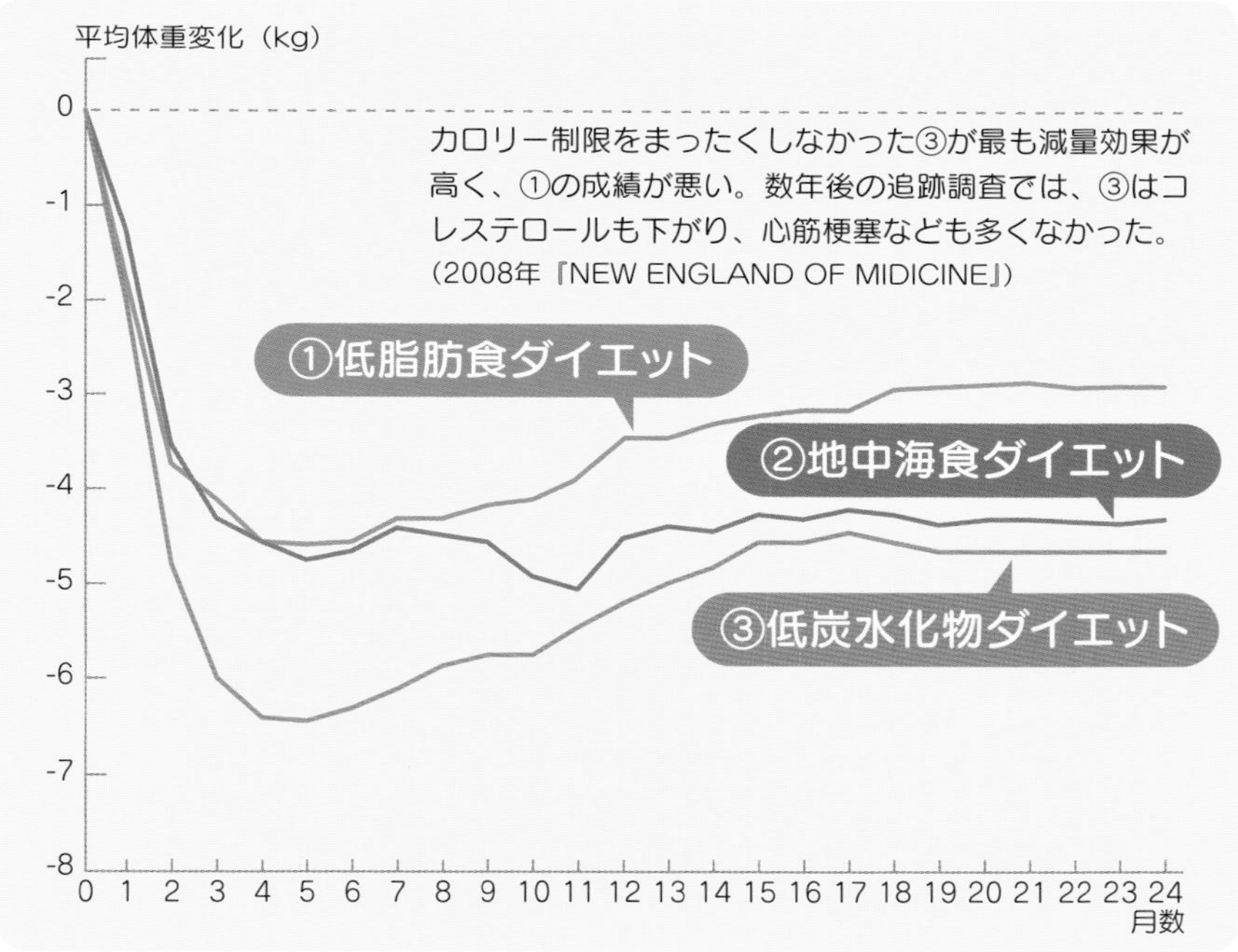

①低脂肪食でカロリー制限…男性1日1800kcal、女性1日1500kcal。エネルギーの30%を脂肪から摂取。その10%は飽和脂肪酸。

②地中海食[※1]でカロリー制限…男性1日1800kcal、女性1日1500kcal。エネルギーの35%を脂肪から摂取。そこに30 ～ 45gのオリーブオイルと5 ～ 7個のナッツ含む。

③低炭水化物食でカロリーは無制限…最初の2か月は1日の炭水化物量を20gに制限し徐々に120gまで増やす[※2]。

※1　地中海食とはイタリア、ギリシャなど地中海沿岸諸国の伝統的な食事で、オリーブオイル、全粒穀物、野菜、果物、豆、ナッツ、乳製品、魚などが基本で、プラス赤ワイン。

※2　平均的日本人は1日200g以上の炭水化物を摂取している。

Dr. 牧田のひとこと

『NEW ENGLAND JOURNAL OF MEDICINE』は200年以上の歴史がある総合医学雑誌です。医学会で最も権威ある「トップジャーナル」とされています。論文は掲載された媒体で「格」が決まりますが、トップジャーナルの厳しい査読（掲載にあたっての審査）をくぐりぬけた論文は信憑性もお墨付きです。

7 運動で筋力をつけるとAGEの発生を抑え老化防止に

前節の「カロリー制限では痩せられない」との説明に、ガッカリなさった方もいることでしょう。

食事やおやつのカロリーを細かく管理する「カロリー制限」は長らくダイエットの常識でした。まじめに取り組んだという方も多いはずなので、それが実際には意味がないことだったと知ると落胆するのも仕方ありません。

しかし、もうひとつ、これまでのダイエットの常識を覆す事実があります。

それが「運動ではあまり痩せられない」ということです。

◆運動で痩せるのはほんの少し

カロリー制限と並んで「運動」がダイエットに効果があると考えられてきたのは「カロリー制限で痩せる」と「運動で痩せる」は根っこが同じだからです。「摂取カロリーよりも消費カロリーを増やせば痩せられる」との勘違いから、カロリー消費のために運動が推奨されてきたのです。

しかし、実際に運動で痩せようとすると相当な運動量が必要となります。かなり効率が悪いダイエット法といわざるを得ません。

◆運動で筋力アップすると老化防止に

痩せるための方法として運動を選ぶのは賢明ではありませんが、だからといって運動に健康効果がないわけではありません。運動がもたらす健康効果の筆頭に挙げたいのが「老化防止」。

筋肉は糖を貯めるタンクの役割があるので、筋肉が発達しているとそれだけ糖を取りこんで血糖値を下げることができます。これによって、AGEの発生を抑えられるのです。その他、運動には左ページで示したようなさまざまな健康効果があります。

運動がもたらす健康効果

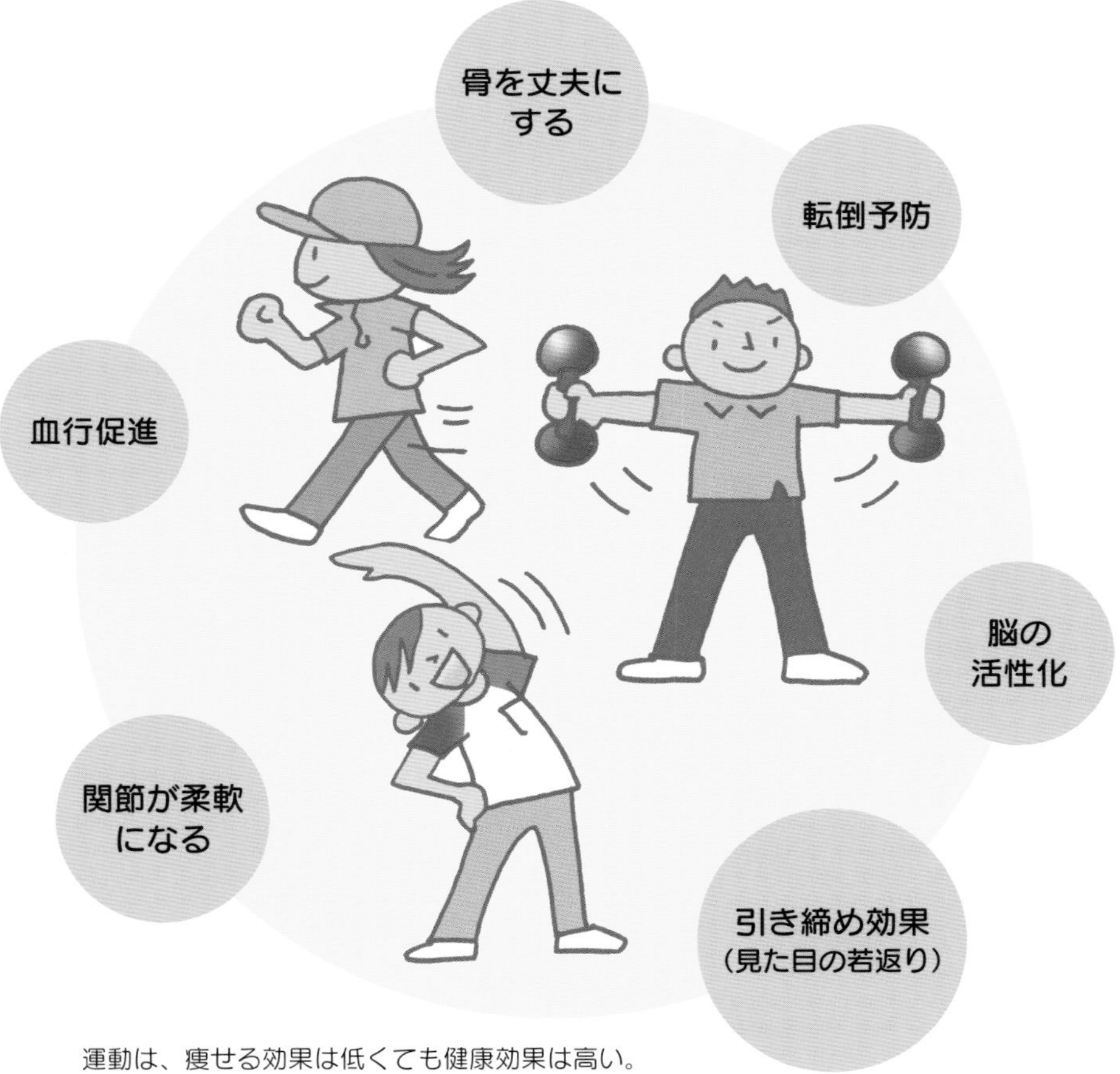
骨を丈夫にする
転倒予防
血行促進
脳の活性化
関節が柔軟になる
引き締め効果（見た目の若返り）

運動は、痩せる効果は低くても健康効果は高い。厚生労働省の調査でも、運動習慣がある人は心疾患、高血圧、骨粗鬆症、肥満、結腸ガンなどの罹患率や死亡率が低いことがわかっている。

Dr. 牧田のひとこと

筋力トレーニングの目的のひとつは「血糖のタンクを大きくすること」。胸やお腹、太ももなどの大きな筋肉を鍛えると、効率よくタンクの増量ができます。糖質オフとセットで実践してほしい筋トレは145ページで紹介しています。

「糖質オフで筋肉が落ちる」は俗説、糖質オフは筋力増強につながる

糖質オフは即座に効果が出ますが、「急激に痩せると筋肉が落ちるからよくない」という方もいます。とくに、スポーツクラブやジムのインストラクターはそう考えている方が多いようです。そして、「糖質オフで筋肉が落ちるのでトレーニングで筋肉をつけるように」と指導します。

その理屈はこうです。

「糖質が体に入ってこないと、糖質に変わって筋肉が燃料として使われる。だから、筋肉が落ちる」

しかし、これはよくある俗説。糖質制限をしたからといって、筋肉自体を燃料にするようなことはありません。

◆筋肉が消費されるのは最後の最後

食事などの糖質をカットして、体を動かす燃料となる糖が足りなくなると、筋肉や肝臓にストックされた**グリコーゲン**（糖の一種）を消費して燃料とします。

この時点では筋肉が落ちることはありません。

筋肉や肝臓にストックされた**グリコーゲン**を使い切ったら次に脂肪が燃料として使われますが、**数か月は体を維持するのに十分なほどの量**があります。

とうとう脂肪まで使い切ったら、ついに筋肉のタンパク質を燃料に変えるため、そのときにやっと筋肉が落ちることになります。

しかし、体がここまでの状態になるのはめったにないケース。それこそ、山で遭難してなにも食べられないような非常事態に陥ったときぐらいです。

普通の糖質オフで筋肉が落ちるほど肉体が追い詰められることはありません。

◆痩せると運動量を増やせる

糖質制限をしたら筋肉が落ちるという心配は無用です。

それどころか、糖質制限で痩せたおかげで、結果的に筋力アップにつながることが多いのです。

体重が落ちて体が軽くなると体を動かすのがグッと楽になります。すると、エレベーターではなく階段を使ったり、通勤で一駅分歩いたり、スポーツを始めたりと、積極的に運動する気になるはずです。

楽に運動できるようになると、継続も苦ではありません。糖質オフが「楽だからつづけられる」ように、運動も楽であれば継続でき、筋力増強につながるのです。

きっちりとした筋トレをするときも、太っているよりも痩せているほうがトレーニングにはプラスになります。

関節への負担が軽減されるのでケガや故障の心配がなくなり、太っていた頃よりも負荷をかけた運動ができるようになります。結果的に、効率よく筋力を増強できるのです。

体の燃料となる糖質が入ってこないときの燃料の調達法

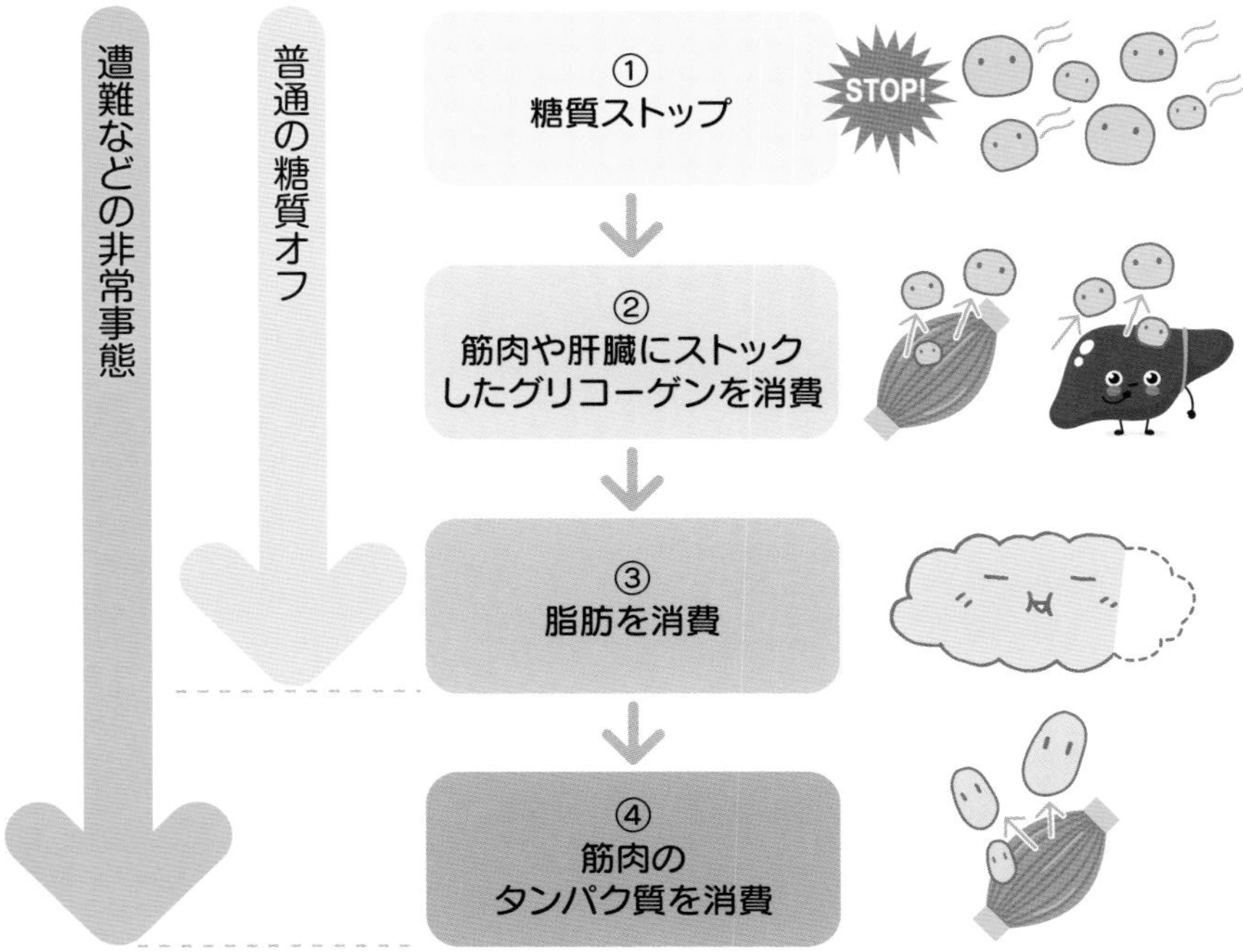

通常の糖質オフであれば脂肪までが消費され、
筋肉のタンパク質は使わない。

シワやシミの原因はＡＧＥ、抗ＡＧＥで対策は万全に

若い方でも笑ったときに目尻にシワが出ますが、それはすぐ元に戻ります。

ところが、年を重ねるに従って目尻をはじめ、シワは消えることなくどんどん顔に刻まれていきます。

「年だからしかたがない」と諦めている女性も多いのではないでしょうか。しかし、女性であれば誰でもシワを少しでも減らして若々しくありたいと願うことでしょう。

◆「抗ＡＧＥ」成分で若々しい肌を保てる

なぜシワができるのか、長い間、わかりませんでしたが、さまざまな研究を経て肌の表皮と真皮にＡＧＥができることが原因であると解明されたのです。

そして、２００７年、世界的化粧品メーカーのロレアル研究所から、ＡＧＥを抑える薬やブルーベリーを加えるとシワが抑えられるという驚くべき研究が報告されました（興味がある方は拙著『医者が教える美肌術』（主婦の友社）もぜひご覧ください）。

ＡＧＥが肌の老化の原因であることが明らかになったおかげで、老化を食い止める方法も明確になりました。

◆抗ＡＧＥ対策は３つ

シワやシミを防ぎ、若々しいお肌を保つために実践していただきたい抗ＡＧＥ対策は次の３つです。

①紫外線を避ける。

②抗ＡＧＥのスキンケアコスメを選ぶ（190ページ）。

③こすったり押したりして、肌を不必要に動かさない（シワはよく動くところにできるため）。

これら３つを実践するだけで、老化にストップをかけられるのです。もちろん、抗ＡＧＥ対策のベースにあるのは**糖質オフの食事**です。

若々しい肌を保つための抗AGE対策

1

紫外線を避ける。

紫外線はＡＧＥを増やす。
紫外線が肌に与えるダメージを「光老化」といい、オゾン層の破壊で光老化のリスクが増大。日焼け止め、日傘、帽子を使って紫外線をシャットアウトする。

2

抗AGEのスキンケアコスメを選ぶ。

有効成分は次のもの。使い始めてから 40 日頃から効果が実感できるはず。

- ブルーベリー（ブルーベリー果実エキス）
- イチョウの葉
- セイヨウオオバコ種子
- ブラックティーガーメント
- カラギーナン
- マロニエ
- ドクダミ
- セイヨウサンザシ
- カルノシン
- カテキン
- ビタミンC
- ピリドキサミンリン酸

3

こすったり押したりなど、肌に物理的な刺激を与えない。

- マッサージは肌に負担になるだけなのでNG。
- 美顔器やエステもNG。
- 洗顔後はタオルでこするのではなく、タオルで肌をそっと押さえるようにして水分を吸いとる。
- 薬剤を用いて肌の表皮を強引にはがすピーリングは絶対にダメ。

糖質制限食がベース

column

タンパク質はグラスフェッドの肉か天然の魚

流行りや話題性に惑わされず本当に体によい食品を選ぶ

ハムやソーセージ、ベーコンのような加工肉に対して、世界保健機関（WHO）は発ガン性を指摘しています。「添加物が多いから当然だろう」と思われることでしょうが、パックに入って売られている生肉は本当に安全なのでしょうか？

防カビ、抗菌などを施して飼料の品質を保つため、日本では150種類以上の飼料添加物が指定されています。また、飼料原料はほぼ輸入に頼っており、遺伝子組み換え作物も含まれています。いずれも国が定める安全性の基準があり、それをクリアしたものは安心とされています。

しかし、健康への影響はすぐに発覚するものではありません。ココナッツオイルのように健康によいともてはやされているものが、専門家の間では発ガン性が疑われているケースもあります。

◆自然の状態で育てられた動物

評価が確定していない新しいものは避け、人の手が加えられていない「自然の状態のもの」を選ぶと安心です。肉であれば加工品よりはパック入りの生肉、パック入りの生肉でもグラスフェッドの肉といった具合です。

グラスフェッドとは「grass＝牧草」「fed＝食物」を意味し、放し飼いで良質の草を与えて家畜を育てることをいいます。肉のほかにミルクやバターなどもあります。魚であれば養殖魚ではなく天然魚を選び、AGEの少ない生で食べましょう。

次々に「体によい」食品があらわれますが、「ポッと出」の話題性に振りまわされ、ブームに流されることなく、冷静に「食」と向き合ってください。

第４章

section 4

糖質オフ・AGEオフの実践
～食べ方と健康の新常識

section 4
1

現代日本人にとって、「糖質」の適切な摂取量は？

糖質を過剰に摂ることが人間の体にとってよくないのは、**「万病の元である肥満」**と**「老化を加速させるAGEの産生」**につながるからです。

人間は誰しも老いるものであり、病気のリスクを完全に排除できませんが、**過剰な「糖質」が病気のリスクを上昇させ、老化を加速させる**ことはハッキリしています。

だからこそ、**摂取する糖質の量を適切にコントロールできれば、「病気にならない体」「若々しい体」でいつづけることができる**のです。

糖質が多く含まれるものの代表は炭水化物。例えばご飯1膳（150グラム）やうどん1玉には糖質が50グラム以上含まれていて、その量は角砂糖十数個分（！）にもなります。

一方、ビーフステーキ150グラムの糖質は3グラム程度です。脂質がたっぷり含まれた肉類は太るという誤解が広く信じられていましたが太る原因は「糖質」。ビーフステーキのほうがご飯やうどんよりも「太らないメニュー」なのです。

糖質オフでは、難しいことを考える必要はありません。**主食を減らし、代わりにおかずを増やす**。これだけで食を楽しみ、満腹感を得て、確実にダイエットできるのです。

◆体型別に適切な糖質量を把握する

体型によって必要な糖質の量は、26ページの「牧田式年齢別目標BMI」から決めることができます。

□目標BMIを超えている人↓太り気味
…糖質を60グラム以下に減らす。
□目標BMIの範囲内↓適正
…男性120グラム以下。
…女性110グラム以下。

右の量を目安にして糖質を摂取するようにしましょう。

食品に含まれる糖質量の代表例

（『改訂版　糖質量ハンドブック』（新星出版社）、『日本食品標準成分表2020年版（八訂）』（文部科学省））

食品		量	糖質量
主食			
ご飯	精白米（炊飯後）	100g	36.1g
	はいが玄米（炊飯後）	100g	35.6g
	にぎり寿司	1貫	7.3g
	おにぎり	100g	39.3g
	リゾット（チーズ）	米50g	43.9g
	オムライス	めし135g	59.2g
	チャーハン	めし180g	68.1g
	親子丼	めし200g	82.5g
	牛丼	めし200g	84.5g
	かつ丼	めし200g	86.6g
	天丼	めし200g	91.1g
	ビーフカレー	めし180g	87.9g
麺	ざるそば	ゆでそば180g	50.5g
	天ぷらそば	ゆでそば180g	60.8g
	ざるうどん（ごまだれ）	ゆでうどん200g	53.6g
	天ぷらうどん	ゆでうどん200g	59.2g
	冷やしそうめん･ひやむぎ	手延ゆで225g	64.7g
	ソース焼きそば	蒸し中華麺150g	62.8g
	とんこつラーメン	生中華麺110g	66.1g
	冷やし中華	生中華麺110g	79.4g
	ミートソーススパゲッティ	ゆでスパゲッティ 200g	68.3g
パン	食パン（8枚切り）	45g	20.0g
	食パン（6枚切り）	60g	26.6g
	クロワッサン	30g	12.7g
	ナン	75g	34.2g
その他の主食	春雨	30g	25.6g
	フルーツグラノーラ	40g	27.7g
	プレーンコーンフレーク	40g	32.4g
	ビーフン	50g	39.5g
	クリスピーミックスピザ	クリスピークラスト63g	34.4g
主菜			
魚	アジの干物焼き	干物50g	0.1g
	イワシ明太子焼き	イワシ明太子70g	0.7g
	イワシのみりん干し焼き	みりん干し30g	4.9g
	サンマの塩焼き	130g	0.1g
	シシャモ焼き	カラフトシシャモ60g	0.3g
	塩鮭焼き	塩鮭80g	0.1g
	ウナギのかば焼き	かば焼き70g	2.2g
	ブリの照り焼き	ブリ80g	6.3g
	白身魚のフライ	白身魚70g	8.6g
その他魚介･加工品	ゆでエビ（サラダ用）	60g	0.0g
	ズワイガニ（ゆで）	40g	0.0g
	アサリ（酒蒸し）	40g	0.8g
	牡蠣	120g	5.6g
	イクラ	10g	0.8g
	ツナフレーク（水煮缶）	20g	0.7g
	はんぺん	30g	3.4g
刺身	マグロ（赤身）	40g	0.6g
	タイ	40g	0.7g
	アジ（たたき）	50g	1.6g
	カツオ（たたき）	60g	2.4g
	イカ	30g	0.6g
	ハマチ	40g	0.7g
	しめサバ	40g	1.3g
	ホタテ貝柱	36g	1,9g
牛肉	ビーフステーキ（ロース）	国産肩ロース100g	1.9g
	ビーフステーキ（ヒレ）	国産ヒレ100g	4.0g
	ローストビーフ	国産もも70g	2.2g
	ビーフハンバーグ	牛ひき肉100g	9.7g

食品		量	糖質量
主菜（つづき）			
豚肉	ポークソテー	豚ロース80g	1.7g
	豚肉の生姜焼き	豚肩ロース80g	6.3g
	ピーマンの肉詰め焼き	合いびき肉（豚7:牛3）40g	13.7g
	焼き餃子	豚ひき肉50g	17.2g
	豚しゃぶサラダ	豚ロース75g	4.1g
	ロールキャベツ	合いびき肉（豚7:牛3）50g	14.5g
	トンカツ	豚ロース100g	10.0g
	酢豚	豚肩80g	25.5g
鶏肉	鶏肉の照り焼き	若鶏もも80g	4.2g
	蒸し鶏	若鶏ササミ80g	6.4g
	棒々鶏	若鶏むね80g	7.3g
	クリームシチュー	若鶏もも80g	25.0g
	鶏肉の唐揚げ	若鶏もも80g	4.7g
その他の肉・加工品	ラムステーキ	ラムロース80g	2.3g
	ウインナーソテー	ソーセージ50g	3.5g
卵	ゆで卵	鶏卵50g	0.2g
	プレーンオムレツ	鶏卵100g	1.1g
	ベーコンエッグ	鶏卵50g	0.2g
	厚焼き玉子	鶏卵50g	3.2g
大豆製品	木綿豆腐	150g	1.8g
	絹ごし豆腐	150g	2.5g
	油揚げ	15g	0.0g
	納豆	50g	2.7g
	豆乳（無調整）	200g	5.8g
	麻婆豆腐	木綿豆腐120g	6.3g
副菜			
サラダ	コールスローサラダ	キャベツ60g	4.4g
	マカロニサラダ	マカロニ（ゆで）20g	8.0g
	ポテトサラダ	ジャガイモ50g	10.1g
	シーフードサラダ	イカ・エビ・タコ各20g	1.4g
緑黄色野菜	ホウレンソウのおひたし	ホウレンソウ60g	0.6g
	オクラのおかか和え	オクラ35g	0.8g
	ブロッコリーのマヨネーズ和え	ブロッコリー60g	0.8g
	サニーレタス	25g	0.3g
	ニンジン	48g	3.2g
	ミニトマト	58g	3.4g
	トマト	145g	5.3g
	パプリカ（赤）	126g	7.1g
	カボチャ	80g	13.7g
淡色野菜	キャベツ炒め	キャベツ100g	4.8g
	キュウリとワカメの酢の物	キュウリ50g	3.5g
	モヤシ炒め	モヤシ100g	1.6g
	焼きナス	ナス80g	2.9g
	ダイコンの煮物	ダイコン80g	5.4g
	ゴボウと牛肉の煮物	ゴボウ50g	8.4g
	ゆでトウモロコシ	125g	17.2g
	タマネギ（生）	100g	7.1g
	長ネギ（生）	100g	6.0g
	ショウガ（生）	15g	0.7g
	ニンニク（生）	5g	1.1g
イモ類	コンニャクの炒煮	板コンニャク80g	2.7g
	ジャーマンポテト	ジャガイモ60g	11.2g
	焼き芋	サツマイモ80g	21.4g
海藻・キノコ	生ワカメ	10g	0.2g
	焼海苔	2g	0.2g
	モズク酢（塩蔵・塩抜き）	40g	0.3g
	ヒジキの煮物	乾燥ヒジキ7g	5.3g
	シイタケ（生）	30g	0.4g
	キノコのソテー	シメジ80g	1.2g

食品		量	糖質量
副菜（つづき）			
味噌汁・スープ	豆腐とナメコの味噌汁	木綿豆腐30g	3.1g
	魚のアラのすまし汁	まだい15g	0.7g
	かき玉スープ	鶏卵25g	2.3g
	ミネストローネ	トマト水煮缶50g	12.3g
その他の食品			
乳・乳製品	牛乳	乳脂肪3.8%200mℓ	9.6g
	低脂肪牛乳	乳脂肪1.0%200mℓ	11.0g
	プレーンヨーグルト	100g	4.9g
	加糖ヨーグルト	100g	11.9g
	カマンベールチーズ	22g	0.2g
	クリームチーズ	18g	0.4g
果物	アボカド	20g	0.1g
	ブルーベリー（生）	50g	4.8g
	イチゴ	50g	3.6g
	メロン	50g	4.9g
	グレープフルーツ	50g	4.5g
	キウイフルーツ	50g	5.5g
	リンゴ	50g	7.1g
	温州ミカン	70g	7.8g
	スイカ	100g	9.2g
	バナナ	50g	10.7g
ナッツ・チョコレート	アーモンド（味つけ）	10g	1.0g
	カシューナッツ（味つけ）	10g	2.0g
	マカダミアナッツ（味つけ）	10g	0.6g
	板チョコレート（ミルク）	10g	5.1g
和菓子・洋菓子	桜餅（関東風）	67g	34.6g
	カステラ	40g	25.1g
	串団子（粒あん）	70g	31.1g
	どら焼き	73g	40.6g
	おはぎ・こしあん	100g	42.2g
	豆大福	85g	42.8g
	たいやき	126g	58.7g
	白玉ぜんざい	ぜんざい180mℓ	59.0g
	カスタードプリン	80g	11.8g
	シュークリーム	100g	25.3g
	ショートケーキ	95g	35.5g
	アップルパイ	110g	34.6g
アルコール			
アルコール飲料	ウイスキー（水割り）	ウイスキー 30mℓ	0.0g
	缶ウーロンハイ	350mℓ	0.0g
	焼酎（ロック）	50mℓ	0.0g
	ブランデー	30mℓ	0.0g
	赤ワイン	100mℓ	1.5g
	白ワイン	100mℓ	2.0g
	日本酒	100mℓ	4.9g
	ビール	350mℓ	10.9g
	発泡酒	350mℓ	12.6g

Dr. 牧田のひとこと

糖質量の一覧を見ながら1日の糖質摂取量の目安に収まるようメニューをシミュレーションしてみましょう。意外といろいろ食べられますよね。糖質コントロールの基本は主食をおかずに変えるだけ。だから誰でも簡単にストレスなしですぐにトライでき、確実に効果を享受できます。

section 4
2

糖質オフのじゃまをする「NG食品」と代わりの食品

糖質オフはダイエットはもちろん、老化予防、健康促進のために効果的です。

しかし、「糖質オフ」といっても、誰もが糖質を厳しく制限する必要があるわけではありません。

糖質をカットする程度は、体型によって異なります。BMIの数値次第で、ある程度は糖質を摂っても問題はありません(前節参照)。

最大のメリットは血糖値の安定

糖質オフのことを「ダイエット法」と理解している方も多いでしょう。確かに簡単に痩せられますが、糖質オフの最大の目的は「**血糖値の安定**」にあります。

血糖値が激しく変動することは、心身両面に大きな影響を及ぼします。血糖値をコントロールして心身の健康を保つためには、その変動に大きくかかわる「糖質」をコントロールする必要があるのです。

ですから、BMIの数値的に厳しい糖質オフが必要ない方であっても、日頃から「糖質は控えめ」を習慣にしてほしいのです。なんといっても糖質には中毒性があるのですから。

「代わりの食品」を上手に利用

糖質が多い食品は避けますが、その代わりに別の食品を摂ることはまったく問題ありません。

むしろ積極的に「代わりの食品」を食べてください。「代わりの食品」のおかげでストレスの逃げ道がある点も糖質オフのメリットなのですから。

「代わりの食品」を摂っていれば「食べられない」というストレスはなく、満腹感だけでなく満足感も得られ、結果的に継続して血糖値のコントロールができるからです。

NG食品と「代わりの食品」

NG食品

甘い飲み物

缶コーヒー、清涼飲料水、スポーツ飲料、果汁入りの野菜ジュース。

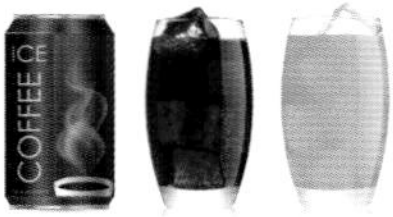

→ 紅茶か緑茶、ブラックコーヒーにチェンジ。

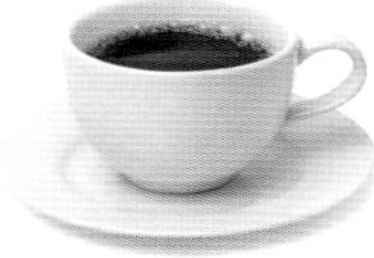

甘いお菓子

白砂糖がたっぷり入ったお菓子やケーキ。

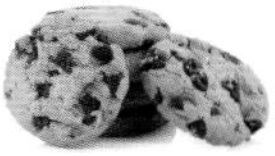

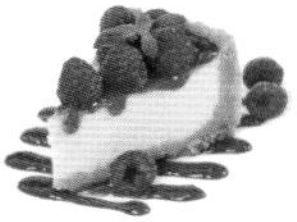

→ ハチミツ、高カカオチョコレート少量。

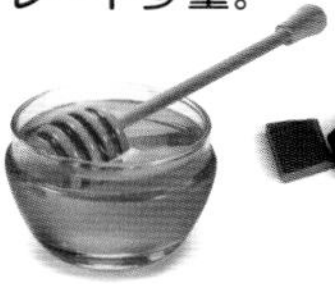

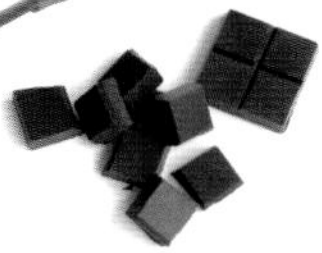

果物

果物の果糖は結構太る。

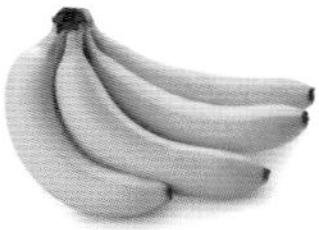

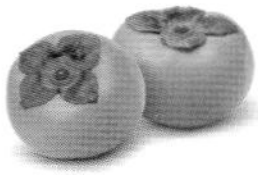

→ 歯応えのあるナッツは満足感大。

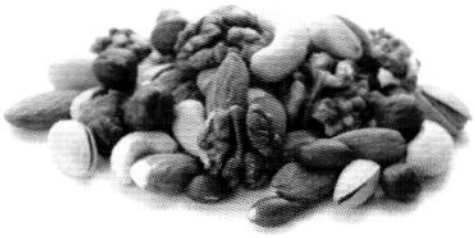

炭水化物

白米、パン、麺類。

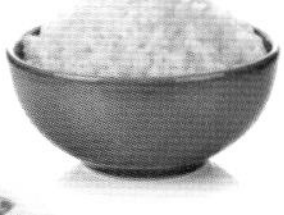

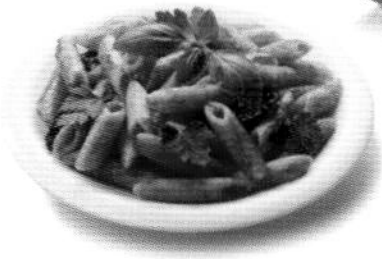

→ 肉や魚をたっぷり食べる。

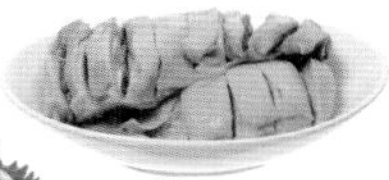

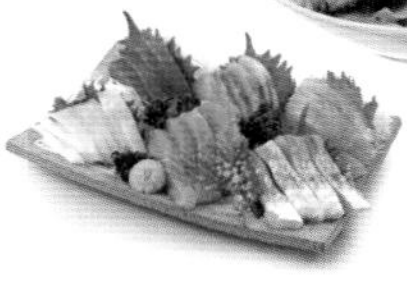

缶コーヒーなど「クセ」になっているもの、果汁入り野菜ジュースなど「体によさそうなもの」に注意が必要。

3 老化の原因AGEの食品ごとの含有量をチェック

過剰な糖質とタンパク質が結びついてできるAGEは、糖質を制限することで体内での発生を抑えられます。

しかし、食品にはそもそもAGEが含まれているため、体内に入るAGEを完全にシャットアウトすることはできません。AGEは「KU（キロユニット）」という単位で表し、**1日のAGE摂取量は7000KU以内**に抑えられると安心です。次ページのリストを参考にしてください。

◆糖質との関係も要注意

糖質オフの観点からは避けたほうがよい白米ですが、**実は主食のなかではAGEの含有量が最も少ない**のです。

BMI値に応じて糖質の摂取量は異なりますから（110ページ）、その範囲内で白米を摂れば、糖質オフしながらAGE対策も可能です。同じく主食となる食パンやベーグルなどは、トーストしなければAGEを抑えられます。

肉と魚介類では肉のほうがやや多く、さらに加熱によってAGEが増えてしまいます。**老化が気になるなら、魚介類、それもなるべく生で食べましょう。**

糖質が少ないことから、糖質オフ実行中のおやつに挙げられることも多いチーズですが、熟成期間にAGEが発生しています。**おやつ代わりにするなら、カッテージ、クリーム、モッツァレラなどの熟成させていないチーズ**にしてください。

糖質がほぼゼロの卵は、調理によってAGEの量が変わります。目玉焼きなど油で加熱するとAGEが増加。**ゆで卵や温泉卵などは低く抑えられるので、糖質制限とAGE抑制を両立**できます。

仮に大量にAGEを摂ってしまった日があっても、数日かけて帳尻を合わせれば問題ありません。1日単位ではなく数日単位で調整すればよい点は糖質も同様です。

食品に含まれるAGE量

（『改訂版　老けない人はこれを食べている』（新星出版社）、
マウントサイナイ医科大学の研究者による549食品のAGEsの含有量のうち、主な食品に関する一覧表、
『数字でわかる老けない食事ＡＧＥデータブック』（ＡＧＥ研究協会））

食品名		AGE含有量
高炭水化物食品	ご飯（白米）	9KU／100g
	食パン（中心部分）	7KU／30g
	食パン（中心部分をトースト）	25KU／30g
	食パン（耳の部分）	11KU／5g
	食パン（耳の部分をトースト）	36KU／5g
	パスタ（8分ゆでる）	112KU／30g
	ベーグル	32KU／30g
	ベーグル（トースト）	50KU／30g
	パンケーキ	679KU／30g
	ワッフル	861KU／30g
	コーンフレーク	70KU／30g
	じゃがいも（25分ゆでる）	17KU／100g
	フライドポテト（自家製）	694KU／100g
	フライドポテト（ファストフード）	1522KU／100g
	スイートポテト	72KU／100g
	コーンチップス	151KU／30g
	ポテトチップス	865KU／30g
	クッキー（手づくり）	865KU／30g
	ポップコーン	40KU／30g
	砂糖（上白糖）	0KU／5g
鶏むね肉（皮なし）	生肉	692KU／90g
	煮る（1時間）	1011KU／90g
	焼く（15分）	5245KU／90g
	揚げる（8分）	6651KU／90g
	電子レンジで加熱（5分）	1372KU／90g
鶏むね肉（皮つき）	チキンカツ（25分揚げる）	8965KU／90g
	焼く（45分）	5418KU／90g
	チキンナゲット	7764KU／90g
豚肉	豚骨つきロース肉（7分焼く）	4277KU／90g
	ポークロースト	3190KU／90g
牛肉・ひき肉・肉加工品	牛肉（生）	707KU／100g
	牛肉（煮る）	2657KU／100g
	牛肉（フライパン炒め）	10058KU／100g
	ビーフハンバーガーパテ（6分揚げる）	2375KU／90g
	ビーフハンバーガー（ファストフード）	4876KU／90g
	ローストビーフ	5464KU／90g
	フランクフルトソーセージ（牛肉・7分ゆでる）	6736KU／90g
	ソーセージ（豚肉・電子レンジで1分加熱）	5349KU／90g
	ベーコン（豚肉・電子レンジで3分加熱）	1173KU／13g
	ハム（豚肉）	2114KU／90g
	豚肉（7分炒める）	4752KU／100g

食品名		AGE含有量
魚介	鮭（生）	502KU／90g
	鮭（10分揚げる）	1348KU／90g
	スモークサーモン	515KU／90g
	マグロ（生）	705KU／90g
	マグロ（25分焼く）	827KU／90g
	マグロ（醤油に漬けて10分焼く）	4602KU／90g
	マグロ（オイル缶詰）	1566KU／90g
	エビ（マリネ）	903KU／90g
	エビ（マリネしてバーベキュー）	1880KU／90g
	アジ（生）	484KU／100g
	アサリ（酒蒸し）	1307KU／150g
	牡蠣（オイル漬け）	940KU／300g
	生ワカメ	13KU／20g
野菜	ブロッコリー（ゆでる）	226KU／100g
	ニンジン（生）	10KU／100g
	タマネギ（生）	36KU／100g
	トマト（生）	23KU／100g
	ショウガ（生）	49KU／10g
果物・ナッツ類ほか	アボカド	473KU／30g
	バナナ（生）	9KU／100g
	メロン（生）	20KU／100g
	リンゴ（生）	13KU／100g
	リンゴ（焼く）	45KU／100g
	レーズン（乾燥）	36KU／30g
	いちじく（乾燥）	799KU／30g
	オリーブ	501KU／30g
	アーモンド（ロースト）	1955KU／30g
	カシューナッツ（ロースト）	2942KU／30g
卵	卵黄（10分ゆでる）	182KU／15g
	卵黄（12分ゆでる）	279KU／15g
	卵白（10分ゆでる）	13KU／30g
	卵白（12分ゆでる）	17KU／30g
	卵（目玉焼き）	1237KU／45g
	オムレツ（オリーブオイルで焼く）	101KU／30g
	スクランブルエッグ（オリーブオイルで焼く）	73KU／30g
	ポーチドエッグ（5分ゆでる）	27KU／30g
豆腐	豆腐（生）	709KU／90g
	豆腐（ゆでる）	565KU／90g
	豆腐（油で炒める）	3477KU／90g
乳製品	牛乳	12KU／250mℓ
	牛乳（無脂肪）	1KU／250mℓ
	牛乳（無脂肪・電子レンジで3分加熱）	86KU／250mℓ
	バター	1324KU／5g
	マーガリン（植物油）	876KU／5g
	ヨーグルト	10KU／250mℓ

	食品名	AGE含有量
乳製品（つづき）	バニラアイスクリーム	88KU ／ 250mℓ
	アメリカ製プロセスチーズ	2603KU ／ 30g
	アメリカ製プロセスチーズ（低脂肪）	1425KU ／ 30g
	ブルーチーズ	1679KU ／ 30g
	カッテージチーズ	1744KU ／ 120g
	クリームチーズ	3265KU ／ 30g
	チェダーチーズ	1657KU ／ 30g
	フェタチーズ	2527KU ／ 30g
	モッツァレラチーズ	503KU ／ 30g
	パルメザンチーズ	2535KU ／ 15g
	スイス製プロセスチーズ	1341KU ／ 30g
総菜	イタリアンパスタサラダ	935KU ／ 100g
	マカロニとチーズ（焼く）	4070KU ／ 100g
	ピザ	6825KU ／ 100g
	チーズサンドイッチ（焼く）	4333KU ／ 100g
スープ	ビーフブイヨン	1KU ／ 250mℓ
	チキンブイヨン	3KU ／ 250mℓ
	野菜スープ	3KU ／ 250mℓ
調味料	トマトケチャップ	2KU ／ 15mℓ
	マスタード	0KU ／ 15mℓ
	醤油	9KU ／ 15mℓ
	酢	6KU ／ 15mℓ
	白ワインビネガー	6KU ／ 15mℓ
	マヨネーズ	470KU ／ 5g
	エキストラバージンオリーブオイル	502KU ／ 5mℓ
	ゴマ油	1084KU ／ 5mℓ
	キャノーラ油（菜種油）	451KU ／ 5mℓ
	ピーナッツバター	2255KU ／ 30g
	フレンチドレッシング（ライトタイプ）	0KU ／ 15mℓ
	イタリアンドレッシング（ライトタイプ）	0KU ／ 15mℓ
	シーザーサラダ用ドレッシング	111KU ／ 15mℓ
	サウザンアイランドドレッシング	28KU ／ 15mℓ
飲料・酒	ココア（砂糖入り）	656KU ／ 250mℓ
	ココア（砂糖なし）	511KU ／ 250mℓ
	リンゴジュース	5KU ／ 250mℓ
	オレンジジュース（瓶詰め）	14KU ／ 250mℓ
	野菜ジュース	5KU ／ 250mℓ
	コーヒー（1時間保温）	34KU ／ 250mℓ
	コーヒー（インスタント）	12KU ／ 250mℓ
	コーヒー（ドリップ式）	4KU ／ 250mℓ
	コーヒー（ミルク入り）	17KU ／ 250mℓ
	コーヒー（砂糖入り）	19KU ／ 250mℓ
	コーラ	16KU ／ 250mℓ
	紅茶	5KU ／ 250mℓ
	ワイン	28KU ／ 250mℓ

4 免疫力を落としAGEを増やす添加物と高温調理

現在、さまざまな病気や体調不良に人間が悩まされる大きな原因のひとつが「糖質」にあります。

人類の歴史においてこれほど膨大な糖質にさらされたことはありません。

尋常ではない量の糖質を適切に処理できず、肥満、体内の糖化、AGE産生、そしてガンや動脈硬化、糖尿病などの病に苦しむようになりました。これらは「**文明病**」とも呼ばれています。

糖質を減らすだけでも確実に体調は改善されますが、糖質以外にも防腐剤、着色料、合成調味料、香料などの化学物質（添加物）など、免疫システムが想定していない物質が現代にはあふれています。

自然界にもともとなかった、我々の祖先が口にしなかったものを体に入れないことも大切です。化学物質には発ガン性が指摘されているものもあり、避けたほうが無難です。

◆高温調理がAGEを増やす

免疫力のキープ、AGEの抑制のためには、糖質を避け、自然のものではない化学物質を避けることに加えて、調理法にもこだわりましょう。

最もAGEを増やすのが「高温調理」で、温度が高いほど、調理時間が長いほど、AGEが増えるのです。

生で食べられる食品であれば、なるべく生で食べ、加熱が必要なら「低温で短時間の調理」。具体的には「ゆでる・煮る・蒸す」のいずれかの調理法であれば安心です。

「ゆでる」と「煮る」のちがいを説明しておきましょう。「ゆでる」はお湯で食材に火を通すこと。「煮る」は調味料を加えたお湯で加熱しながら味つけもします。

水を使う調理は温度が上がっても100度で済み、油を用いたときのように高温に達してAGEを大量発生させることがありません。

低温短時間調理でAGEを増やさない

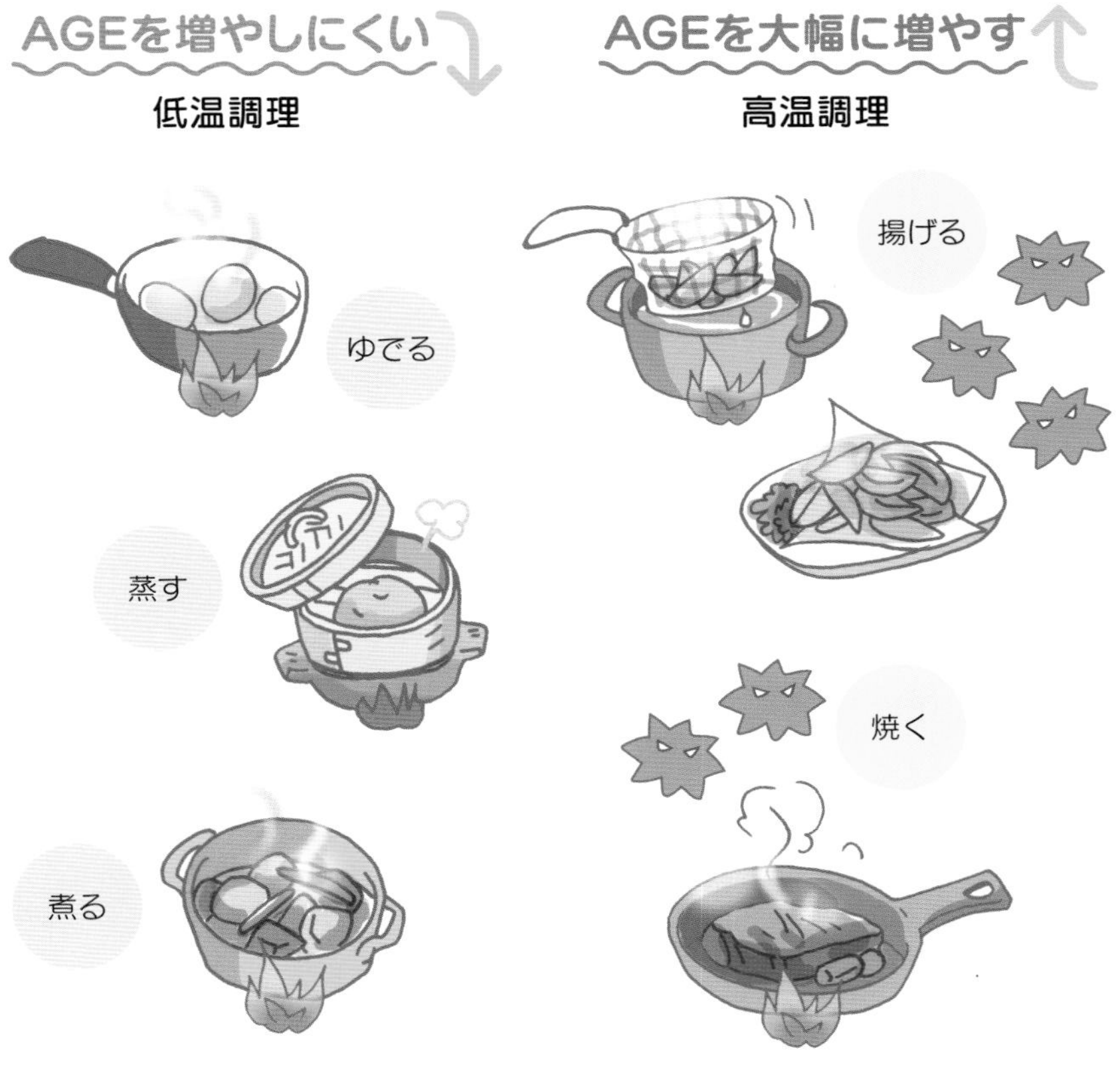
AGEを増やしにくい
低温調理
ゆでる
蒸す
煮る
AGEを大幅に増やす
高温調理
揚げる
焼く

例えば、鶏肉（90g）の場合だと煮たときのAGEは1011KU、焼くと5245KU、揚げたときは最も高く6651KUになる。

Dr. 牧田のひとこと

スーパーのカット野菜や魚介類、回転寿司や居酒屋などの外食チェーンでは殺菌剤の「次亜塩素酸」が当たり前に使用されています。世界保健機関（WHO）によって発ガン性が指摘されている発色剤の「亜硝酸塩」が使われたハムやソーセージも普通に流通しています。こうした添加物は健康を損なうものです。「日持ちのするもの」「色が強いもの」は「危ない」と思ったほうがよいでしょう。

AGEを減らす「酢」「レモン」とAGEを増やす「醤油」「味噌」

前節でAGEを増やす調理法について説明しましたが、実はAGEを減らす調味料があります。それが「酢」（184ページ）。酢やレモンに含まれる「**クエン酸**」にはAGEを減らす作用があるのです。

酢は血圧を下げるほか、血糖値を下げる効果もあります。同じく血糖値を下げるオリーブオイル（182ページ）と混ぜれば簡単にドレッシングがつくれます。

米酢や黒酢、ワインビネガーなどさまざまな種類がありますが、どの種類であっても健康効果は変わりません。ただし、「**天然の醸造酢**」であることが条件です。

◆レモンでもOK

肉や魚を酢やレモンで下味をつけてから焼くとAGEを抑えることができます。

また、食材を揚げるとAGEが増えますが、**酢を使って南蛮漬けなどにするとAGEを減らすことができます。**

この効果はレモンでも得られます。ただし、レモンを使う場合は国産を選んでください。

国産レモンをおすすめするのはポストハーベスト農薬（収穫後の農作物に使用される防腐剤などのこと）の心配がないからです。

◆「照り焼き」はAGEのリスク上昇

健康によい食材として大豆（180ページ）がありますが、その大豆を原料とする醤油や味噌の使い方には注意が必要です。大豆のタンパク質が糖化しているため、これらで食材に下味をつけ、さらに焼く・揚げるなどの高温で調理するとAGEが増えてしまうのです。

なかでも、醤油と砂糖を加える「照り焼き」はAGEが大量発生するので避けてください。

「そのまま焼いた肉」と「酸性物質にひたして焼いた肉」のAGE量の比較

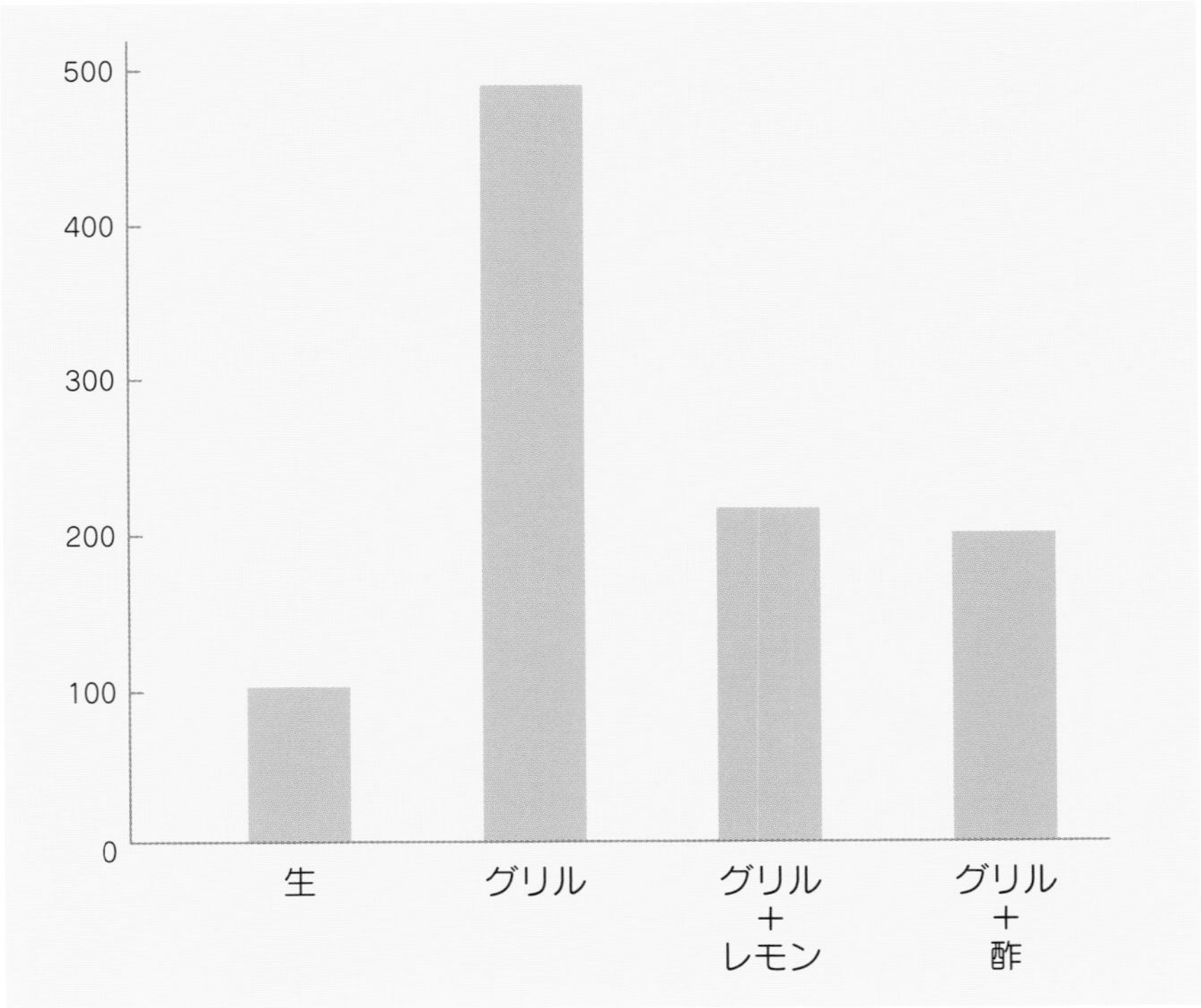

生の肉を100%とした場合のＡＧＥ量の変化。肉を焼くとＡＧＥの量が5倍にまで増える。しかし、酸性物質であるレモンや酢に浸してから焼くと半分にまで軽減する（『The AGE-Less Way』）。

下味に使うとAGEを増やす調味料

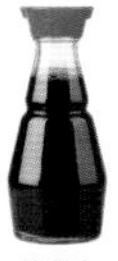
醤油

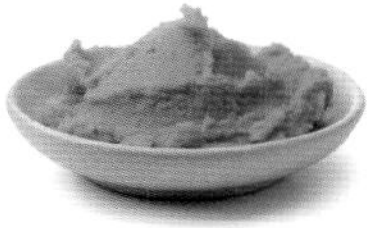
味噌

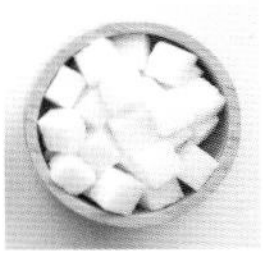
砂糖

ＡＧＥ抑制効果が実証されたビタミンB_1、B_6を積極的に摂る

ＡＧＥを体のなかで増やさないように働くのが、ビタミンB_1とB_6です。

◆ビタミンB_1は豚肉に豊富

ビタミンB_1からつくったベンフォチアミンという薬を糖尿病のラットに投与した結果、神経中のＡＧＥの低下が確認されました。この薬を１型・２型の糖尿病患者に投与して経過を観察したところ、糖尿病性神経障害が抑制されたという報告もあります。

また、ビタミンB_1は糖質や脂質の代謝にかかわっています。そのほかビタミンB_1には集中力や記憶力を助ける働きがあるといわれています。

ビタミンB_1を含む食品は豚肉、ウナギ、アズキ、キノコ類、ナッツ類などです。

不足すると倦怠感や食欲不振などがあらわれ、脳や神経に障害を起こし脚気になることもあります。

◆ビタミンB_6は肌の状態を左右する

ビタミンB_6はＡＧＥの抑制効果が実証されています。糖尿病のラットに投与したところ皮膚のコラーゲン線維のＡＧＥが低下したという結果が得られました。

糖尿病患者にビタミンB_6を大量投与すると、血中のＡＧＥが低下したという報告もあります。

皮膚や髪を丈夫にする働きもあり若返り効果が期待できるビタミンB_6は、牛肉、豚肉、鶏むね肉、青魚、鮭、納豆、キノコ類などに豊富に含まれています。

不足していると皮膚炎、湿疹、口内炎、貧血などを起こします。

皮膚のコンディションに影響があらわれるので、肌の状態から過不足が判断できるでしょう。

ビタミンB_1・B_6の摂取基準

（厚生労働省「日本人の食事摂取基準（2020 年版）」）

ビタミンB_1の推奨量（mg/日）		
性別	男性	女性
年齢	推奨量	推奨量
15~17	1.5	1.2
18~29	1.4	1.1
30~49	1.4	1.1
50~64	1.3	1.1
65~74	1.3	1.1
75以上	1.2	0.9

ビタミンB_6の推奨量（mg/日）		
性別	男性	女性
年齢	推奨量	推奨量
15~17	1.7	1.3
18~29	1.4	1.1
30~49	1.4	1.1
50~64	1.4	1.1
65~74	1.4	1.1
75以上	1.4	1.1

ビタミンB_1・B_6の多い食品

（文部科学省「日本食品標準成分表2020」ほか）

ビタミンB_1の多い食品	
食品名	100gあたりの成分量（mg）
豚（ヒレ）	1.32
ウナギ	0.75
ブロッコリー	0.17
シイタケ	0.12
シメジ	0.11
雑穀混合品（五穀）	0.34
アズキ	0.15
玄米	0.16
ゴマ（乾）	0.95

ビタミンB_6の多い食品	
食品名	100gあたりの成分量（mg）
マグロ	0.94
カツオ	0.76
サバ	0.59
鮭	0.57
サンマ	0.54
イワシ	0.49
アジ	0.41
鶏むね肉	0.57
豚（ヒレ）	0.54
和牛（サーロイン）	0.35
シシトウ	0.39
ヒラタケ	0.30
納豆	0.24
雑穀混合品（五穀）	0.24
玄米	0.21
ピーナッツ	0.46

吸収されやすい性質の糖質を避けてAGEの増加を抑える

実はひとくちに「糖質」といってもいくつかの種類があり、最小単位の「**単糖**」から、単糖が連なってできた「**多糖類**」まで大きさもさまざまです（22ページ）。

幅広い食品に含まれる糖質ですが、糖質オフでぜひとも制限してほしいのは小さいサイズの糖質です。

小さいサイズの糖質とは、単糖類（ブドウ糖、果糖など）や二糖類（ショ糖、乳糖など）などの糖類のことです。

◆単純糖質は大量に摂れるところが危険

単糖類や二糖類は「**単純糖質**」、これに対して多糖類は「**複合糖質**」と分類されています。単純糖質は小さいだけに分解の手間がなく、あっという間に体に吸収されて血糖値を急激に上げて血糖値スパイクが起こってしまいます。

体内に糖があふれていると、それだけ糖化が進み、AGEも発生してしまうのです。

さらにこわいのは、単純糖質は一度に大量に食べたり飲んだりできるところです。

とくに注意が必要なのが清涼飲料水で、500ミリリットルのペットボトルには、約10パーセントもの単純糖質が混ざりこんでいるのです。

これは角砂糖に置き換えると十数個分（砂糖の主成分はショ糖）。

これだけの角砂糖を一気に食べることは、とてもできません。

しかし、炭酸が入ってキンキンに冷えていると「ほどよい甘み」に感じてしまい、抵抗なく飲めてしまうのです。

濃縮還元されたフルーツジュースも要注意。AGEを増やすほか、肝臓にも脂肪を蓄積させて「脂肪肝」を引きおこす危険もあります。野菜ジュースも果汁がミックスされているタイプは避けたほうがよいでしょう。

単純糖質と複合糖質

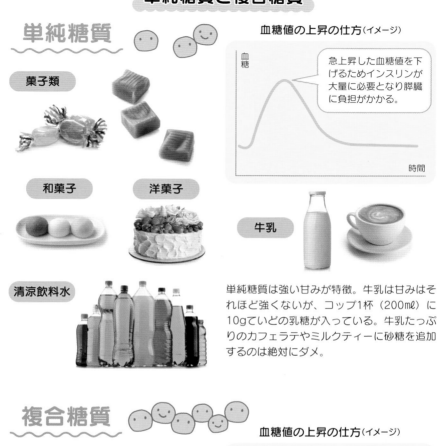

単純糖質

菓子類

和菓子

洋菓子

清涼飲料水

血糖値の上昇の仕方(イメージ)

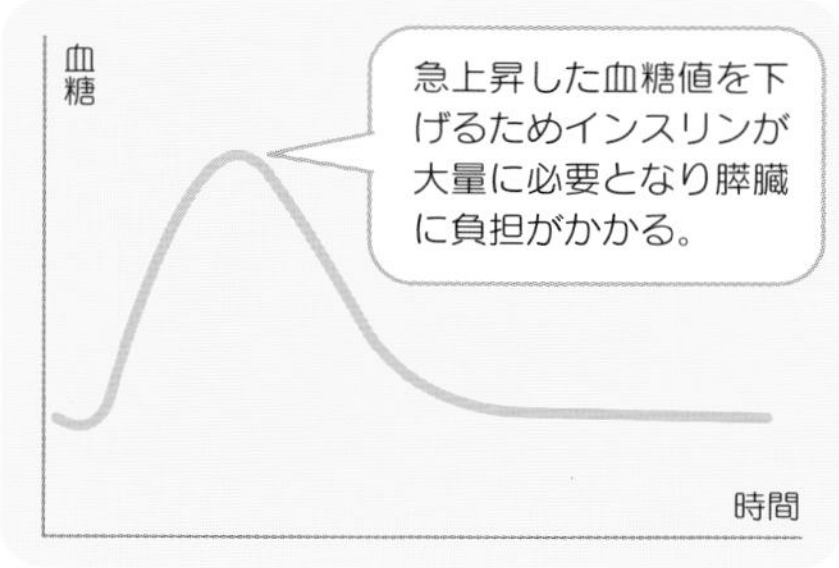

急上昇した血糖値を下げるためインスリンが大量に必要となり膵臓に負担がかかる。
時間

牛乳

単純糖質は強い甘みが特徴。牛乳は甘みはそれほど強くないが、コップ1杯（200mℓ）に10gていどの乳糖が入っている。牛乳たっぷりのカフェラテやミルクティーに砂糖を追加するのは絶対にダメ。

複合糖質

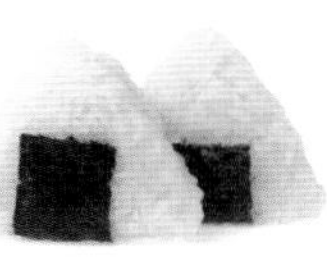

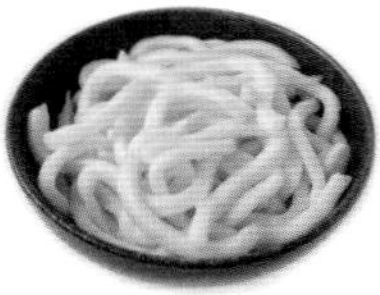

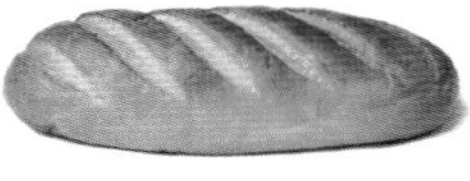

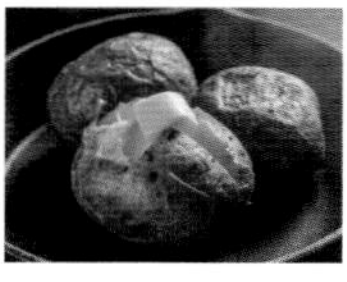

血糖値の上昇の仕方(イメージ)

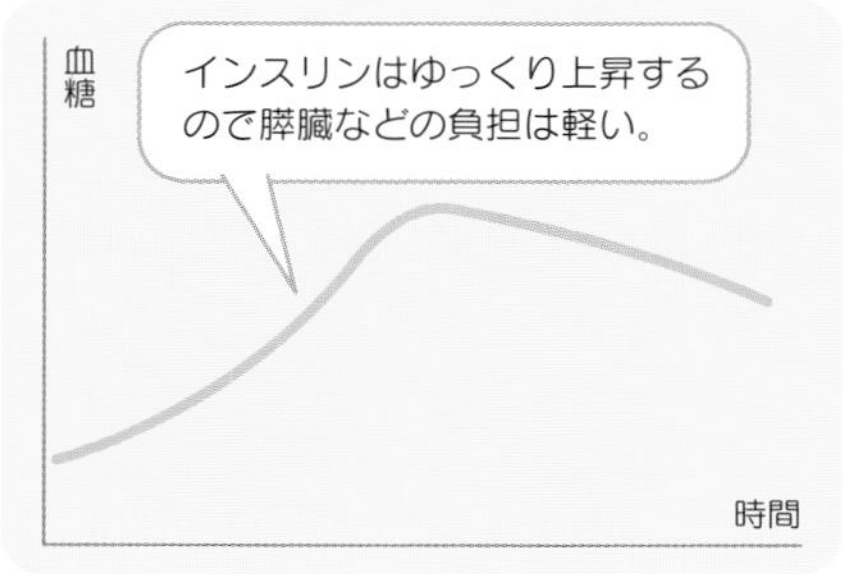

インスリンはゆっくり上昇するので膵臓などの負担は軽い。
時間

ご飯やうどん、パン、根菜類も糖質が多く含まれているが、単純糖質と比べると血糖値スパイクになりにくい。もちろんそれでも量は少なめに摂ることが大事。

column

GIについて考える

糖質の吸収スピードがゆるやかな食品で血糖値の上昇をコントロールできる？

糖質オフの目に見える効果は、なんといっても「スリムになる」ことです。

「脂肪」という重りを下ろしたら体が軽快に動くようになり、スリムな体型や軽くなったフットワークのおかげでぐっと若返って見えます。

もちろん、体のなかでも喜ばしい変化が起きています。「血糖値が安定する」ことの健康効果は絶大です。

1日3食、ご飯やパンなどの主食をしっかり食べていると、血糖値の急上昇と急降下という血糖値スパイクをその度に起こしているかもしれません。

血管へのダメージ、インスリンをせっせと分泌する膵臓の疲弊。

糖質の摂りすぎで引きおこされる負の蓄積は確実に健康を害し老化を進めます。

ところが、糖質オフを実践していくことによってこうした弊害が一掃され体のなかから若返ることができます。

また、糖質オフをすることはＡＧＥの発生も予防します。ＡＧＥは老化を促進するため、肌や髪など見た目にも大きな影響を与えます。

糖質オフとはすなわちＡＧＥオフ。体のなかはもちろん、見た目の若返り効果が抜群です。

◆血糖値の上昇スピードを示すGI

ある食品を摂ったとき、血糖値がどのように上昇するかを示す指標に「GI（グリセミック・インデックス）」があります。

ＧＩは食品中の糖質が体内で吸収される度合いを数値化したものです。

ちょっとわかりにくいですね。

簡単にいうと「食後の血糖値の上がり方」を数字で示したものです。ブドウ糖を１００とし、数値が低いほど食後の血糖値の上昇がゆるやかということになります。

精製・未精製の主食のＧＩを比べてみましょう。

精製

白米	84 ～ 88
食パン	91 ～ 95

未精製

玄米	55 ～ 56
全粒粉パン	50

玄米、雑穀、全粒粉パンなど精製度が低い穀物は、食物繊維が多いため、消化・吸収がゆっくり進み血糖値の上昇もゆるやかなのでＧＩが低いのです。

一方、精製された穀物は食物繊維が削られてしまうので、体内で速やかに消化・吸収され血糖値も急上昇するため、ＧＩも高くなります。

精製された穀物の代わりに、精製度の低い玄米、雑穀、全粒粉パン、ライ麦パンを主食にすると、食物繊維の作用で血糖値の上昇がゆるやかになり、血糖値スパイクも防げそうです。

しかし、実際には大きな効果は期待できないというのが私の実感です。

患者さんに玄米と白米、白いパンと全粒粉パンを食べたときの血糖値の上がり方を比べたのですが、「これは！」というほどの大きな差はありませんでした。

◆血糖値を下げるには「糖質オフ」

精製度が低い穀物は、精製したものに比べて確かに食物繊維を多く含んでいますが、血糖値の急上昇を抑えるほどの量ではないのです。

血糖値を安定させるためであれば、ＧＩについてそれほど気にする必要はないのではないかと思っています。

血糖値を上下させるのは、やはりその食品に含まれる糖質の量であり、糖質をカットさえすれば確実に血糖値は安定するからです。

もちろん前節で触れた単純糖質は一気に血糖値を上げるものなので、極力控えるようにしましょう。

section 4

8

血糖値の上昇を抑えるコツ、糖質を摂るときは「脂質」とペアで

ちょっとした工夫で、同じものを食べても血糖値の上昇をゆるやかにすることができます。

◆炭水化物は「脂質」と一緒に

医学誌の『European Journal of Clinical Nutrition』に脂質の血糖値抑制効果を証明するデータが報告されました。これが左ページの「パンと組み合わせた食品による血糖値の変化」です。

このデータから、パンだけを食べるよりも、パンと脂質、とくにオリーブオイルを一緒に食べると**血糖値の上昇がゆるやか**になることがわかります。

◆「脂質」は良質なものを

動物性油脂のバターはLDL（悪玉）コレステロールを増やす心配する方もいますが、大さじ1杯（10グラム）程度であれば、血糖値上昇の抑制、肥満予防と健康効果のほうが高いので安心して食べてください。

ただし、バターはその質にはこだわりましょう。ぜひ、グラスフェッドバター（グラスフェッドについては108ページのコラム参照）を選んでください。

同様に、**オリーブオイルも良質なものでなければ健康効果は望めません**。エキストラバージンオリーブオイル（182ページ）をたっぷり使った食事を摂ると心臓発作や脳卒中の発症率を大幅に減らしてくれますが、安価なオリーブオイルではそうした効果は得られないのです。

なお、バターはパンを焼いたあと塗るのが正解。バターを塗ってから焼くと高温調理でAGEが増えるからです。

焼かずに食べるとAGEが一番少なくなります。バターを冷蔵庫から出して常温に戻しておけば、やわらかくなってパンに塗りやすくなります。

パンと組み合わせた脂質による血糖値の変化

パンだけだと30分後に血糖値が急上昇するが、バター、オリーブオイル、コーンオイルなどの脂質と一緒に食べると血糖値の上昇がゆるやか。

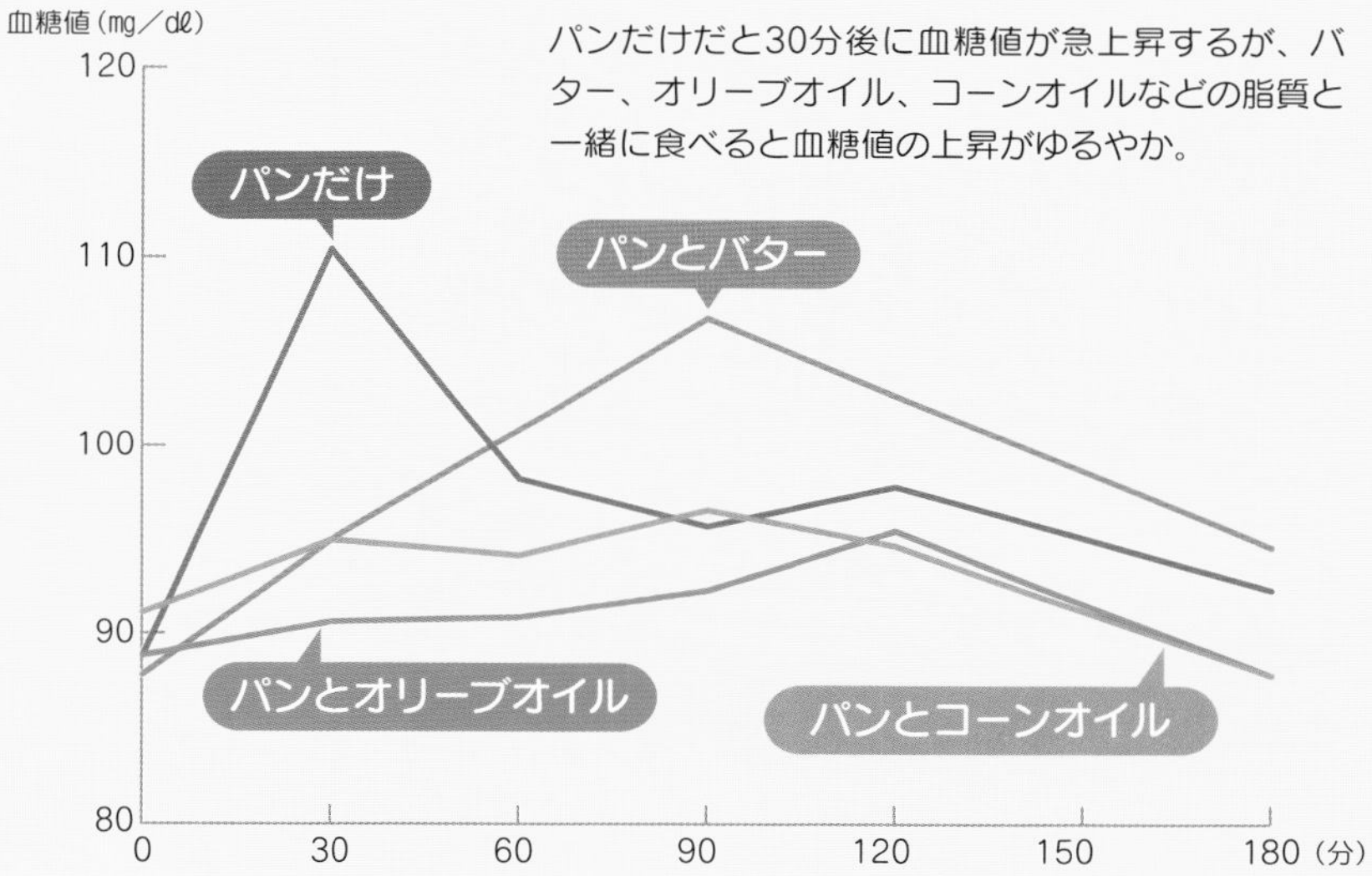

血糖値を抑制するテクニック

油脂と一緒になっているもののほうが血糖値は上がりにくい。ただし、チャーハンもクロワッサンもＡＧＥ値は高いため、やはり控えるのがベスト。

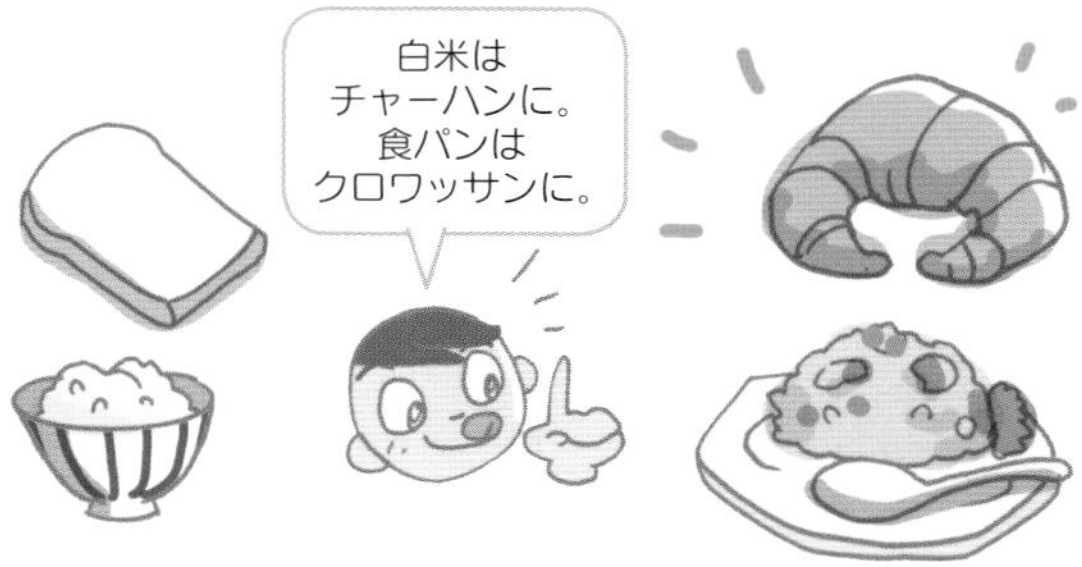

Dr. 牧田のひとこと

日本人はご飯が大好きです。習慣だけでなく心情的なことも多分にあるので、「ご飯禁止」とはとてもいえません。そこで、ご飯を食べるときには、インクレチンの分泌を促すタンパク質と一緒に摂るようすすめています。インクレチンは血糖値を下げるインスリンの分泌を促すホルモンです。

例えば、おにぎりなら具は梅干しではなくツナ、または肉巻きおにぎりにするなどの工夫をすれば、大好きなご飯を全面禁止にする必要はありません。

section 4

9 朝昼夕の糖質の割合は3：5：2、クリアしやすいのは「5：5：0」

糖質オフを実践する際には、体型に応じた糖質の摂取量を目安（110ページ）にメニューを決めていただきますが。このときにポイントとなるのが**「糖質の配分」**です。

糖質オフを始める前は糖質への「未練」が大きくて、なかなか「糖質なし」の食事に思い切れず、朝昼夕と均等に糖質を摂ってしまいがちです。

しかし、実際に糖質オフを開始すると、糖質の「代わりの食品」（114ページ）で気持ちもお腹も穴埋めできます。また、夕飯の糖質オフは夜間低血糖（96ページ）とは無縁の良質の睡眠をもたらしてくれるので体が楽になり、糖質への未練が吹っ切れるほどの「快適さ」があります。

◆「夜は糖質ゼロ」ぐらいでちょうどいい

朝昼夕の糖質の割合の正解は**「3：5：2」**。活動量に合わせて朝から昼にかけて糖質量を増やし、あとは睡眠だけとなった夕飯では糖質の量を絞ります。

しかし、糖質は炭水化物以外にも含まれているので、実際に「3：5：2」の理想をクリアするには、**「夜は糖質ゼロ」という「5：5：0」**くらいの気持ちで取りくむとよいでしょう。

◆食事は小分けが太らない

朝昼夕の配分を紹介しましたが、「食事は3回」がよいわけではありません。

お腹が空ききってから食べるよりも、やや空腹を感じるくらいでちょこっとつまむほうが血糖値の乱高下を防ぐことができます。

朝昼夕の3回ではなく、同じ量であれば5回や6回に小分けにして食べたほうが血糖値が大きく変動することもなく、太ることもないのです。

目標BMI別、糖質摂取の例～ご飯1膳はこうして配分する

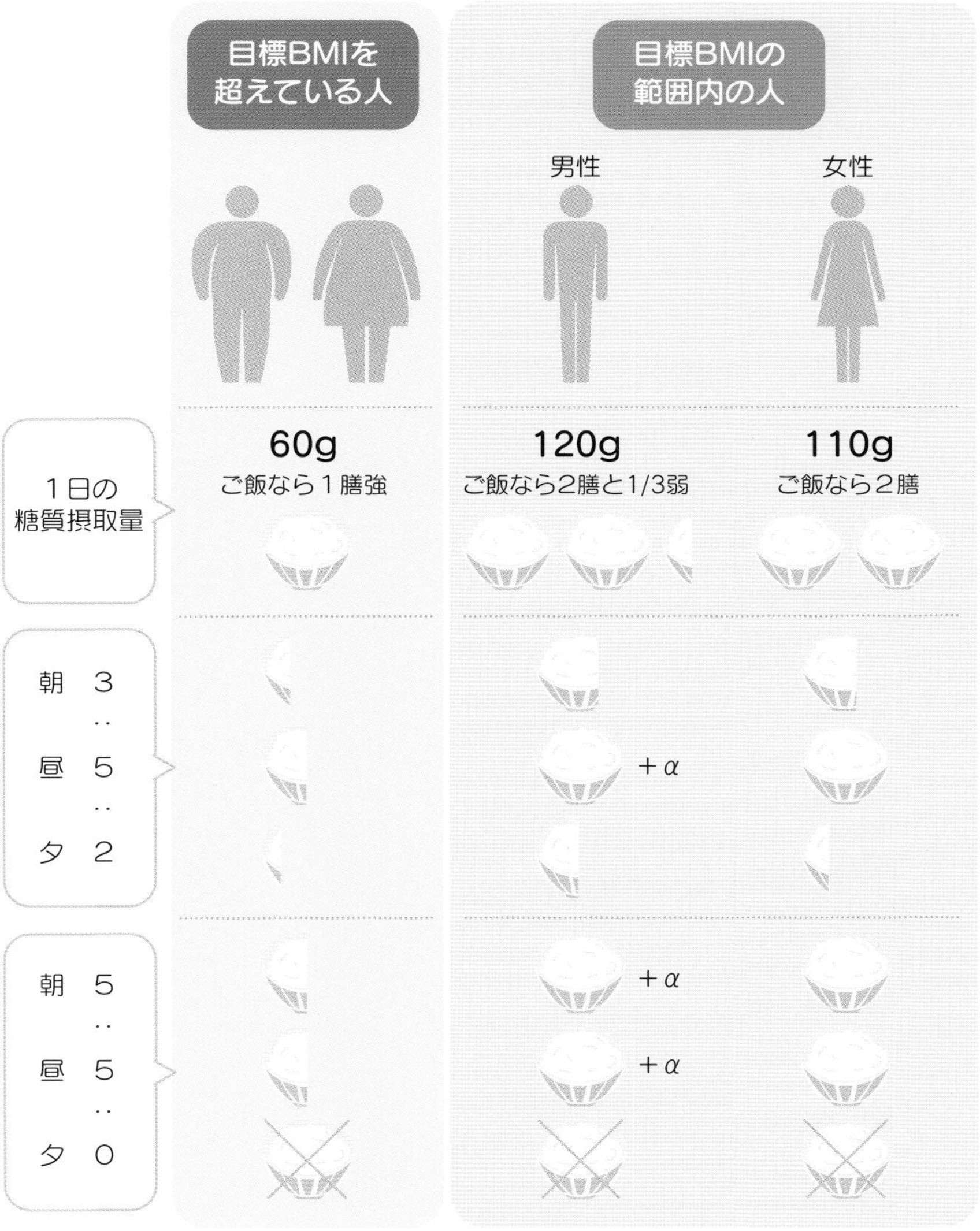

ご飯1膳（150g）の糖質量は53.4g。「牧田式年齢別目標ＢＭＩ」（26ページ）の目標ＢＭＩを超えている人の1日の糖質摂取量60gよりやや少ない（110ページ）。「3:5:2」で配分するのは面倒。「5:5:0」はシンプルで楽。

健康的なイメージの果物は糖質オフでは要注意食材

ビタミンやミネラル、食物繊維が豊富な果物は、**糖質もまた豊富な食材**です。

糖質オフを実践する場合は、「健康によいから」と、果物を食べすぎることのないように注意してください。

◆果物は不健康？

ご飯やパンなどの主食と果物、どちらが太りやすいでしょうか？　答えは「**果物**」。

血液中にブドウ糖があれば果物に含まれる「果糖」は脂肪に変えられます。つまり、**エネルギー源として消費されるのはブドウ糖が優先**されるのです。

また、**果物に含まれる「果糖」は速やかに消化・吸収さ**れ、血糖値もすぐに上げてしまいます。

一方、ご飯やパンなどに含まれる「**多糖類**」は消化・吸収に時間がかかり、血糖値も上がりにくいのです。

◆AGEを増やす危険も

果物のリスクは肥満だけではありません。

果糖はブドウ糖の10倍もタンパク質とくっつきやすい性質をもっています。つまり、果物はより多くのAGEをつくってしまうことになるのです。

果物をより一層「不健康な食材」にしてしまう危険な摂り方が、「ジュースにすること」です。

コップ1杯のオレンジジュースを飲むということは、材料となった6～8個ものオレンジを食べるのと一緒です。

ジューサーでつくった手作りジュースはいかにも健康そうですが、実は糖質の吸収をゆるやかにする食物繊維も取りのぞかれている「ハイリスク飲料」なのです。

果物はキウイフルーツ（176ページ）、ブルーベリー（177ページ）などを朝食の最後に少量を食べるていどにしておきましょう。

section 4

11

血糖値を下げるアルコールは糖質オフの頼もしい味方

アルコールは、好きな人にとっては日々の潤いをもたらしてくれる大事な存在ではないでしょうか。

糖質オフでは、アルコールを否定はしません。

それどころか、飲める方であれば、ぜひ適量をたしなんでいただきたいと推奨しているほどです。

◆アルコールは血糖値を下げる

私は糖尿病の専門医ですが、患者さんには糖質の多いお酒（ビール、日本酒、紹興酒、カクテルなど）以外は飲んでも大丈夫と申し上げています。アルコールには血糖値を下げる効果があるのです。それは、アルコールは肝臓でブドウ糖をつくる糖新生（98ページ）を抑えるからです。

さて、2018年に『LANCET』に掲載された論文で、アルコール摂取量と死亡率や病気の罹患率との関係が明らかになりました。

簡単にまとめると、摂取するアルコール量が週に100グラムほどだと、心筋梗塞のリスクが減るというのです。また、ビールと蒸留酒は死亡率を上げるものの、ワインは死亡率を上げないこともわかりました。

この場合の「アルコール量100グラム」の「100グラム」は「重量」を意味しているのではありません。「アルコール含有量」のことです。

アルコール含有量100グラムは、だいたいワイン1本に相当します。

週に1本のワインであれば、毎日グラスに1杯を味わえるということです。

ただ、お酒が好きな方であれば、週に200グラムほどまでなら許容範囲だと個人的には思っています。先に挙げた論文では、死亡率が上昇するのは「週に200グラム以上」となっているからです。

section 4

12

糖質オフとAGEオフ、どちらを優先するべきか

糖質オフは肥満解消と、肥満による炎症が原因となる病気や体調不良の予防につながります。

AGEオフは体内での老化にストップをかけ、細胞レベルで若さを保つことで免疫力アップ、全身の健康状態の向上に寄与します。

糖質とAGEの両方を同時にオフできればよいのですが、白米や果物のように「**糖質は多いけどAGEは少ない**」、反対に肉類のように「**糖質は少ないけどAGEは多い**」と、バッティングする食品があります。

どちらを選ぶか迷ったときは、「牧田式年齢別目標BMI」で決めましょう。

◆肥満は糖質オフ、適正体重はAGEオフ

BMIが目標値を超えているなら、糖質の少ない食品を選びましょう。ただし、調理法（120ページ）に注意して、なるべくAGEを抑えるようにしてください。

BMIが目標値内にあるなら日々の糖質の摂取量が適切であるということです。

それまで通りの食生活で自然と糖質のコントロールはできているので、AGEの少ない食品を選ぶようにするとよいでしょう。

BMIにかかわらず、タンパク質とビタミンは多めに摂るようにしてください。

神経質になりすぎてストレスを感じるようでは、ストレスによって血糖値が上がってしまい、せっかくの糖質オフ・AGEオフの取りくみがむだになってしまいます。

糖質オフもAGEオフも「食の楽しみ」を享受しながら実践できる手法です。

「食」の改善は一過性のものではなく、それこそ一生つづくものですから、ゆったりと取りくみましょう。

糖質オフ・AGEオフの進め方

牧田式年齢別目標BMI

44歳以下	男性22ていど、女性20ていど
45～64歳	男性22～30、女性20～25
65歳以上	男女とも30以下

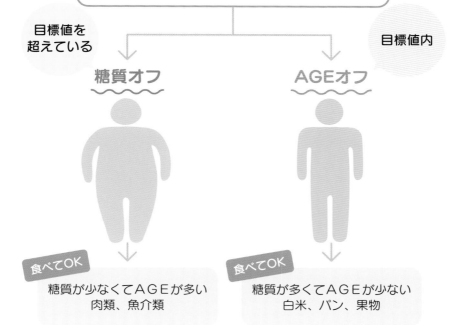

目標値を超えている → **糖質オフ**

目標値内 → **AGEオフ**

食べてOK
糖質が少なくてＡＧＥが多い
肉類、魚介類

食べてOK
糖質が多くてＡＧＥが少ない
白米、パン、果物

適正体重になったらAGEオフへ

Dr. 牧田のひとこと

ポテトチップス、フライドポテトなどは、糖質・ＡＧＥともに多い「NG食品」です。とくにアクリルアミドという神経毒性や発ガン性のあるＡＧＥが含まれています。

section 4

13

腹八分目でも多すぎ？健康のためには腹七分目

昔から「腹八分目の医者いらず」といいますが、実際には「**七分目**」が健康のための「適量」のようです。

アメリカでアカゲザルを使って実験した結果、満腹状態のサルよりも、エサのカロリーを3割減らしたサルのほうが長生きしたという結果が得られたのです。

「食べないと力が出ない、元気にならない」と思いがちですが、動物の体は「逆境」で力を発揮します。

一種の「飢餓」に近い状態におかれることで、飢餓に打ち勝つための生命力が引きだされ、長寿遺伝子が活性化すると推測されます。

満腹状態では体も安心しきってしまい、ある意味だらけてしまうのでしょう。**糖質オフやAGEオフに熱心に取りくんでも満腹になるまで食べていては本来の生命力が発揮されず、健康効果は目減りしてしまうのです。**

「咀嚼《そしゃく》」で満腹感が生まれる

食事の量を減らしても、食べ方の工夫で満腹感を得ることはできます。まず「よくかんでゆっくり食べる」こと。脳の満腹中枢はよくかむと反応します。**早食いの人が太る**のは満腹中枢が反応する前に、どんどん食事を詰めこんでしまうから。

ひと口につき30回はかみ1回の食事に30分以上かけてください。

また、食物をかむことで脳に刺激が伝わり、消化・吸収にかかわる臓器の受入体制が整うので、胃もたれや消化不良を防ぐことができます。

よくかむためには、「やわらかくとろける食感」のものではなく、骨ごと食べられる小魚、赤身の肉、繊維質の多い野菜、ナッツ類などのように**「しっかり歯応えのある固いもの」**を選ぶようにします。

咀嚼のさまざまな効果

30回かむ

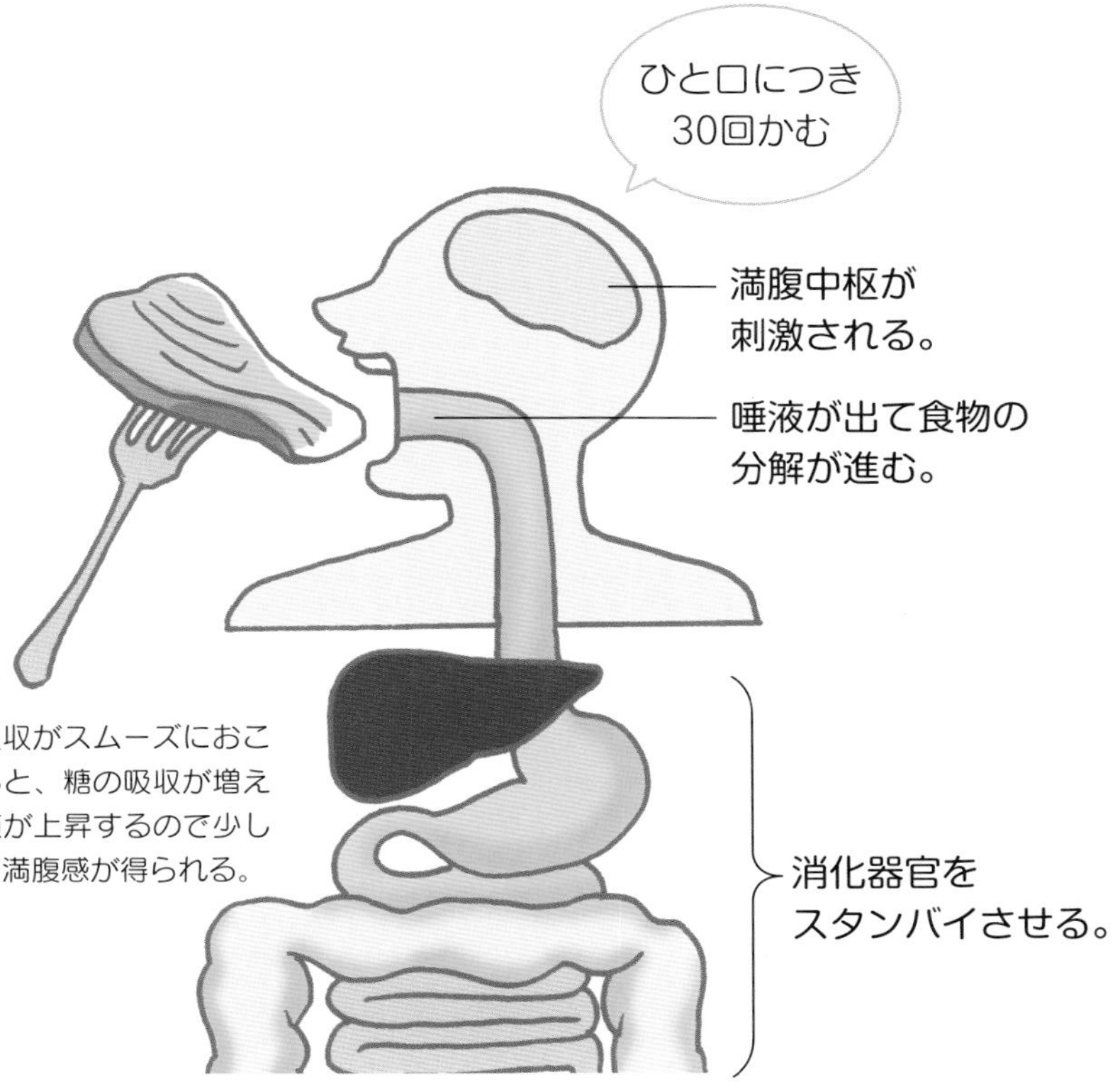
刺激される。
唾液が出て食物の
分解が進む。
消化・吸収がスムーズにおこなわれると、糖の吸収が増えて血糖値が上昇するので少しの量でも満腹感が得られる。
消化器官を
スタンバイさせる。

Dr. 牧田のひとこと

実は「視覚」も「お腹いっぱい」と深くかかわっています。東京大学の鳴海拓志准教授はVR（ヴァーチャルリアリティ）ヘッドセットを用いて視覚情報と満腹感の関係を調べました。手の大きさはそのままに（ここがポイントです）、クッキーを「実際より大きく見える」「小さく見える」ように設定。それぞれ満腹と感じるまで食べてもらったところ、大きなクッキーと思って食べたときに消費枚数が減った、つまり少量で満腹になったそうです。

ヘッドセットを装着して食事をするわけにはいきませんが、同じ量のお肉なら大きく見えるように調理や盛りつけを工夫する、小さなお皿に大盛風に盛りつける。こういった「小技」でも視覚による満腹効果は得られます。

Dr. 牧田が答える

新健康常識

「糖質オフ」の登場によって数々の健康常識が覆されてきました。「ダイエット」「美容・運動」に関する「新健康常識」をドクター牧田がQ&A方式でレクチャーします。

「ダイエット」の新常識

Q1 食事はほぼ外食です。痩せるためには「ステーキハウス」「そば屋」「定食屋」の、どこで食べればよいですか?

A1 「旧ダイエット法」であるカロリー理論で考えれば「ステーキハウス」は一番NGでしょう。でも、「新ダイエット法」である糖質オフの答えは正反対。この3店であればステーキハウスの常連になったほうが痩せます。ただし、肉をよく焼くとAGEが増えるので、レアがおすすめです。

毎日ステーキでは飽きるでしょうから、2番目にひいきにするお店もあったほうがよいですね。「そば屋」と「定食屋」なら条件つきで「定食屋」。条件は「白米は食べない」こと。

イメージに反してダイエット効果が期待できないのが「そば屋」です。カロリーは低いものの炭水化物ゆえに糖質が多いので「そば」は太るのです。

Q2 生野菜を食べると体が冷えると聞きました。体が冷えると代謝が落ちると思います。生野菜をひんぱんに食べていたら代謝が落ちて太りやすくなりませんか?

A2 生で食べられるものは生で。調理はなるべく低温で短時間。消費しきれない糖質が体内でタンパク質と結びついてAGEをつくるのを避けるため、糖質は控えめに。

これが健康で若々しく生きる「食」のあり方です。そのため、生野菜はとても理に適った食事です。

長きにわたって動植物を生食してきた人類にとってサラダは体にも合った食べ方。代謝が落ちることはないので安心してください。

Q3 「三角食べ」で栄養バランスを整えれば痩せられますか？

A3 ご飯・おかず・汁物などをいったりきたりして食べる「三角食べ」。

小学校の給食で「まんべんなく栄養を摂れる体によい食べかた」と三角食べの指導を受けた方も多いのではないでしょうか。反対に、ひとつずつ食べ進む「ばっかり食べ」は「栄養が偏る」と教わったことと思います。

しかし、糖質の消化・吸収システムに則った**「痩せる食べかた」は「三角食べ」でなく、「ばっかり食べ」**。

ただし、「ばっかり食べ」でも食べる順番をしくじると痩せる効果は得られません。

最初に食べるのは「野菜や海藻など食物繊維が豊富な食品」。次に「消化が遅いタンパク質」。炭水化物を摂るのであれば食事の最後にします。

この順番で食べれば血糖値スパイクも防ぐことができます。

Q4 1日30品目を食べることが体によいとされていますが、ちょっと難しいのですが……。

A4 結論からいうと、**１日30品目も食べる必要はありません**。まじめに実行すると、その先に待っているのは「肥満」。30品目は明らかに食べすぎです。

「１日30品目食べる」が提唱されたのは１９８５年のこと。当時の厚生省（現厚生労働省）が「健康づくりのための食生活指針」で提唱したのですが、２０００年になって削除されています。

もし、いまも「１日30品目」を信奉して、クリアするために「ミックス野菜ジュース」や「フルーツ野菜ミックス」などのジュースを飲んでいる方がいたら、即刻やめてください。

糖質過多になるだけで、健康にはまったくプラスになりません。

Q5 「糖質ゼロ」のビールなら飲んでも大丈夫ですか？

A5

ビールに限らず、清涼飲料水、チョコレートやキャンディなど「糖質ゼロ」商品があふれていますが、**人工甘味料（アスパルテーム、アセスルファムカリウム（アセスルファムK）、スクラロースなど）が用いられているなら避けたほうがよい**でしょう。

人工甘味料はブドウ糖を含まないため摂取しても血糖値は上昇しないと考えられていました。しかし、２０１５年、イギリスの科学雑誌『Nature』に普通の砂糖水より人工甘味料を与えたマウスのほうが血糖値が上がったという報告が掲載されています。また、人工甘味料は腸内環境を悪くして糖を処理する能力を落としてしまいます。

さらに人工甘味料は、脳卒中と認知症を3倍近く増やすという悲しい報告もあります。

Q6 忙しくて食事時間が不規則。会食も多くて栄養バランスも崩れていると思うのでサプリメントで補給したほうがよいでしょうか？

A6

サプリメント選びは難しいものです。というのも、サプリメントの信頼性を確認するためには、その成分そのものの効果と製造工程まで検討する必要があるからです。**認知機能を高めるイチョウ葉エキス、心臓の薬がベースのコエンザイムQ10などは効能が医学的にも確認されています。**

反対に、摂取に慎重になるべきなのが「がんに効果がある」とうたっているサプリメント。また、膝や関節に効果があるとされているグルコサミンも『NEW ENGLAND JOURNAL OF MEDICINE』に２００６年に掲載された実験結果によって、効果がないことが結論づけられています。なお、60年代以降に普及した肝油**（タラやサメなどの肝臓から抽出した脂肪）はサプリメントとしておすすめ。**加熱すると食品中のビタミンやミネラルが失われますが、肝油はそれらを補ってくれるからです。

Q7 糖質オフは一生つづけなくてはいけないのでしょうか？　これからずっと、ご飯もパスタも食べてはいけないのでしょうか？

A7 糖質オフについて本を書き、テレビでコメントをしている私ですが、年中、糖質オフをしているわけではありません。

これを「医者の不養生」なんて思わないでくださいね。「これこそ正しい糖質オフのスタイル」と確信をもってのことなのです。

糖質オフは「血糖値の乱高下を防ぐこと」と「適正体重にすること」が目的です。「一生、糖質を摂らない」と思い詰める必要はなく、**痩せて適正体重に収まったら糖質オフをゆるめ、体重がジワジワ増えてきたらまた糖質を絞る**といった具合でよいのです。

「美容・運動」の新常識

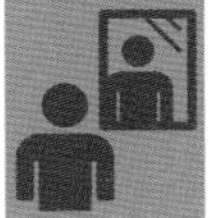

Q1 **髪にツヤやハリもなくなって、セットしてもすぐにぺしゃんこ。髪にボリュームが出なくて困っています。そのうえ、ブラッシングのときの抜け毛も増えたようで、髪がどんどん薄くなるのではないかと心配です。**

A1 年齢を重ねるにつれ、男性だけでなく女性も髪のトラブルに悩む方が増えてきます。髪の悩みは女性のほうがより深刻といえるでしょう。

抜け毛、ボリュームダウン、うねりなど、加齢に伴い髪のトラブルが発生するのは、毛根を含めた頭皮で糖化が進んだことが原因のひとつです。

糖化によって発生したＡＧＥが、頭皮の老化を進めてしまったのでしょう。その結果、「髪の老化」が始まったのです。

ツヤとハリのある健やかな髪の毛を保つためには、**ＡＧＥが多い食材を避け（117ページ）、調理法にも気をつけてください（120ページ）。**

Q2 **肌の再生を促すためにコラーゲンのサプリメントを摂ったほうがよいでしょうか?**

A2 コラーゲンは肌、骨、軟骨などをつくるタンパク質の一種です。肌をつくる材料なのであれば、コラーゲンを摂取したら肌の再生に役立ちそうです。

しかし、コラーゲンは消化・吸収のプロセスでアミノ酸に分解されてしまいます。**コラーゲンがコラーゲンのまま肌に届くことはない**のです。これは糖尿病の薬としてのインスリンが注射しかなく、飲み薬がないことと同じです。インスリンを飲んでも消化・吸収の過程でインスリンではなくなってしまうため血管に直接入れる注射になっているのです。

「では、コラーゲン配合の化粧品で外から与えるのは？」と期待してしまうかもしれませんが、分子量が大きすぎて肌の内部に浸透できません。

Q3 厚生労働省は「1日1万歩」で生活習慣病の予防になるとしていますが、もっと少なくてもよいでしょうか？

A3 1万歩を歩くとなると、個人差はありますが1時間半以上かかり、時間の捻出にもひと苦労でしょう。

生活習慣病の予防とは、つまり肥満の予防。ということであれば血糖値が上昇しはじめる**食後15分以内に20分ほど歩けば十分**です。

このタイミングで動けば血糖がどんどん消費され、血糖値スパイクが起こりにくくなります。その場足踏みでも同様の効果が得られます。

Q4 糖質オフでは筋肉が落ちないとのことなので（104ページ）、筋トレは不要ですか？

A4 加齢に伴い40歳を過ぎると筋肉はどんどん減少していき、20歳代に比べて80歳代では半分に減るともいわれています。

ブドウ糖の貯蔵庫である筋肉が減ってしまうと、血糖値が上昇。そのほか、血圧上昇、血行不良、代謝の低下など、健康によいことなどありません。

糖質オフをする・しないにかかわらず、**40歳代以降は筋トレを習慣に**しましょう。

ポイントは太ももやお尻、胸などの大きな筋肉を重点的に鍛えること。少しのトレーニングでも筋肉増量の効果が大きいからです。

大きい筋肉を鍛えられるトレーニングを紹介しておきます。いずれも15～20回を3、4セット。ほどよい疲労感が得られる時間（15分ほど）おこなってください。

太ももを鍛えるトレーニング
～スクワット

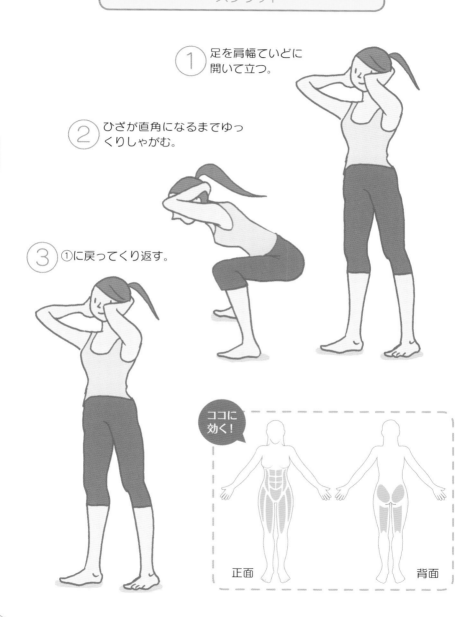

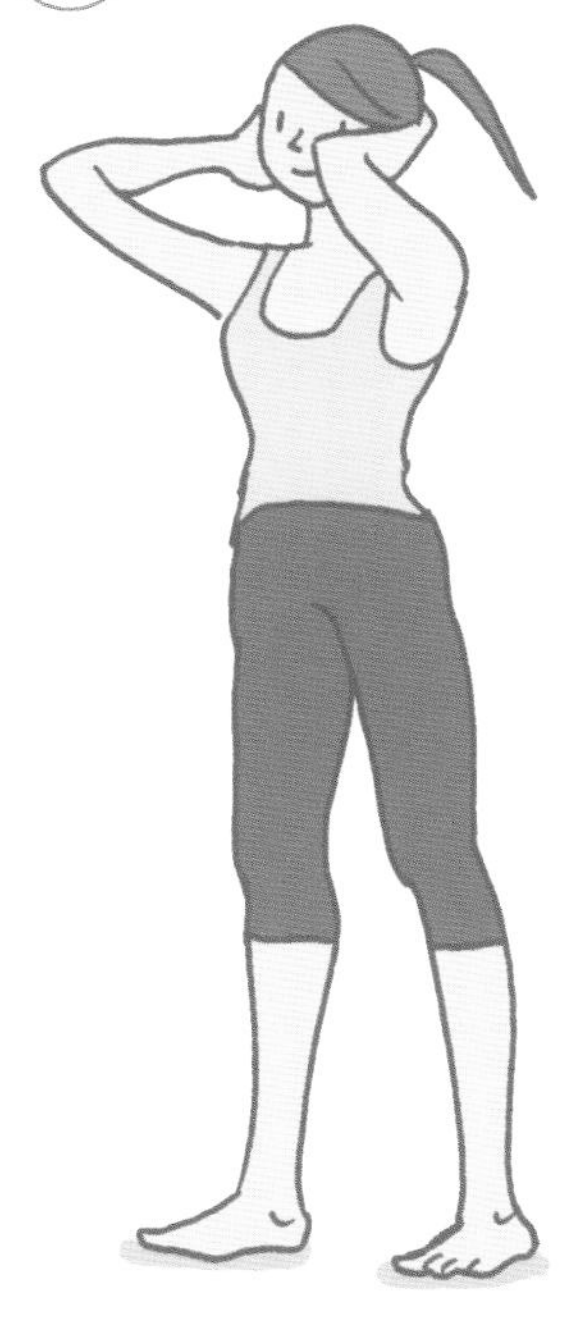

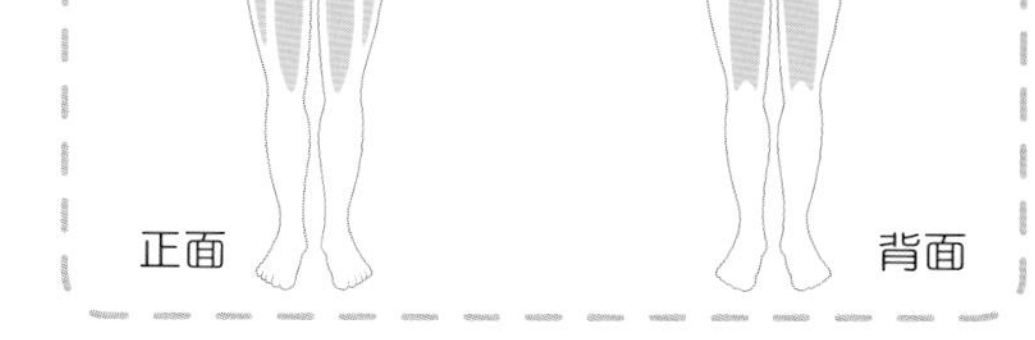

① 足を肩幅ていどに開いて立つ。
② ひざが直角になるまでゆっくりしゃがむ。
③ ①に戻ってくり返す。

ココに効く！
正面
背面

胸の筋肉を鍛えるトレーニング
～腕立て伏せ

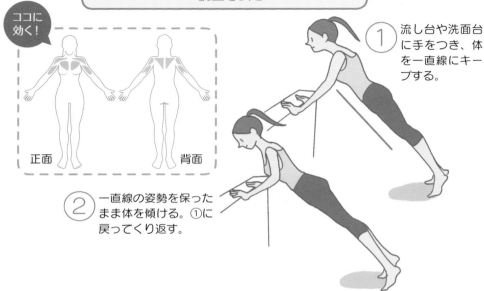

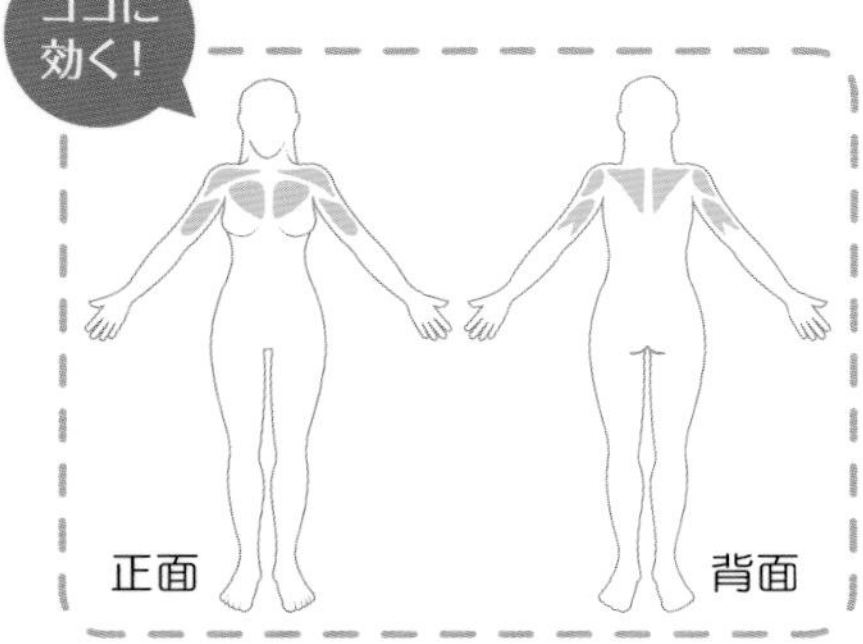

① 流し台や洗面台に手をつき、体を一直線にキープする。

② 一直線の姿勢を保ったまま体を傾ける。①に戻ってくり返す。

お尻の筋肉を鍛えるトレーニング
～ヒップエクステンション

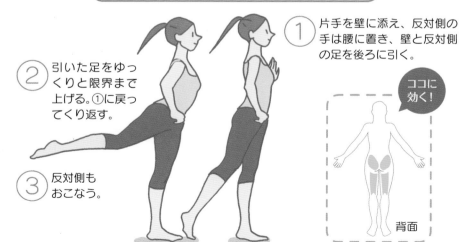

① 片手を壁に添え、反対側の手は腰に置き、壁と反対側の足を後ろに引く。

② 引いた足をゆっくりと限界まで上げる。①に戻ってくり返す。

③ 反対側もおこなう。

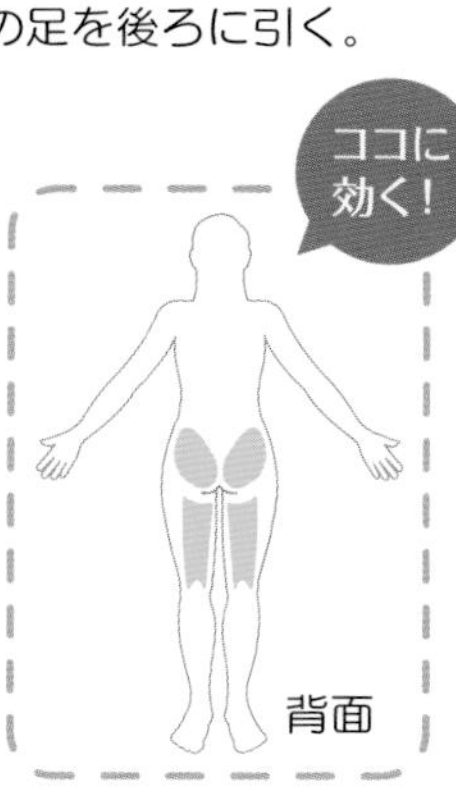

第５章

section 5

糖質オフ・AGEオフのためのおすすめ食材

section 5

1

糖質・AGEオフのおすすめ食材に健康効果の情報をプラス

糖質オフ・AGEオフを実行するにあたって、大事なことはなんといっても食材選びです。

本章では、糖質とAGEが気になる方が、安心して食べていただける食材を紹介しています。

糖質やAGE対策になるだけでなく、それぞれの食材の健康パワーについてもふれていますので、体調に合わせて食材を選んでください。

◆おやつも晩酌も問題なし！

糖質オフ・AGEオフを実践するときは、3度の食事だけでなく、間食や晩酌だってOKです。

ある種の「食事制限」ととらえて覚悟を決めていた方は、「食べてもよい食材が多いこと」「おやつや晩酌も問題ないこと」を知ると、拍子抜けするかもしれません。

◆食べる量に注意

ご飯や麺類、パン、イモ類などの炭水化物を控えめにして糖質を減らし、野菜、肉、魚などを摂るのが基本です。ただし、食べすぎにだけは気をつけてください。体によい食材でも毎食めいっぱい食べたり、1度にドカ食いすると体の負担になって健康効果も激減します。

血糖値スパイクを起こさないように、血糖値が下がりきる前（強い空腹を感じる前）に食べることがコツです。そのためにも、おやつを適宜食べてください。

◆気をつけたいのは調理法

体によい食材でも、調理法や調味料の選択をまちがってしまっては残念なことになってしまいます。高温調理は避け、味噌や醤油などAGEを含む調味料も控えましょう。

おすすめ食材が「糖質オフ」に効果的な理由

緑黄色野菜
（166ページ～）
淡色野菜
（170ページ～）
香味野菜
（172ページ～）

簡単にできるサラダは、代謝の負担も小さくてgood！

肉
（150ページ～）
魚介類
（156ページ～）

主食がなくても満足感を得られるのは、メインディッシュをたっぷり食べられるから。

果物
（175ページ～）

糖質オフを実行するなら「嗜好品」ととらえ、食べるなら朝食の最後に。

その他
（178ページ～）

キノコ、大豆、エキストラバージンオリーブオイルなど効能豊富な食材を紹介。アルコールも紹介しています！

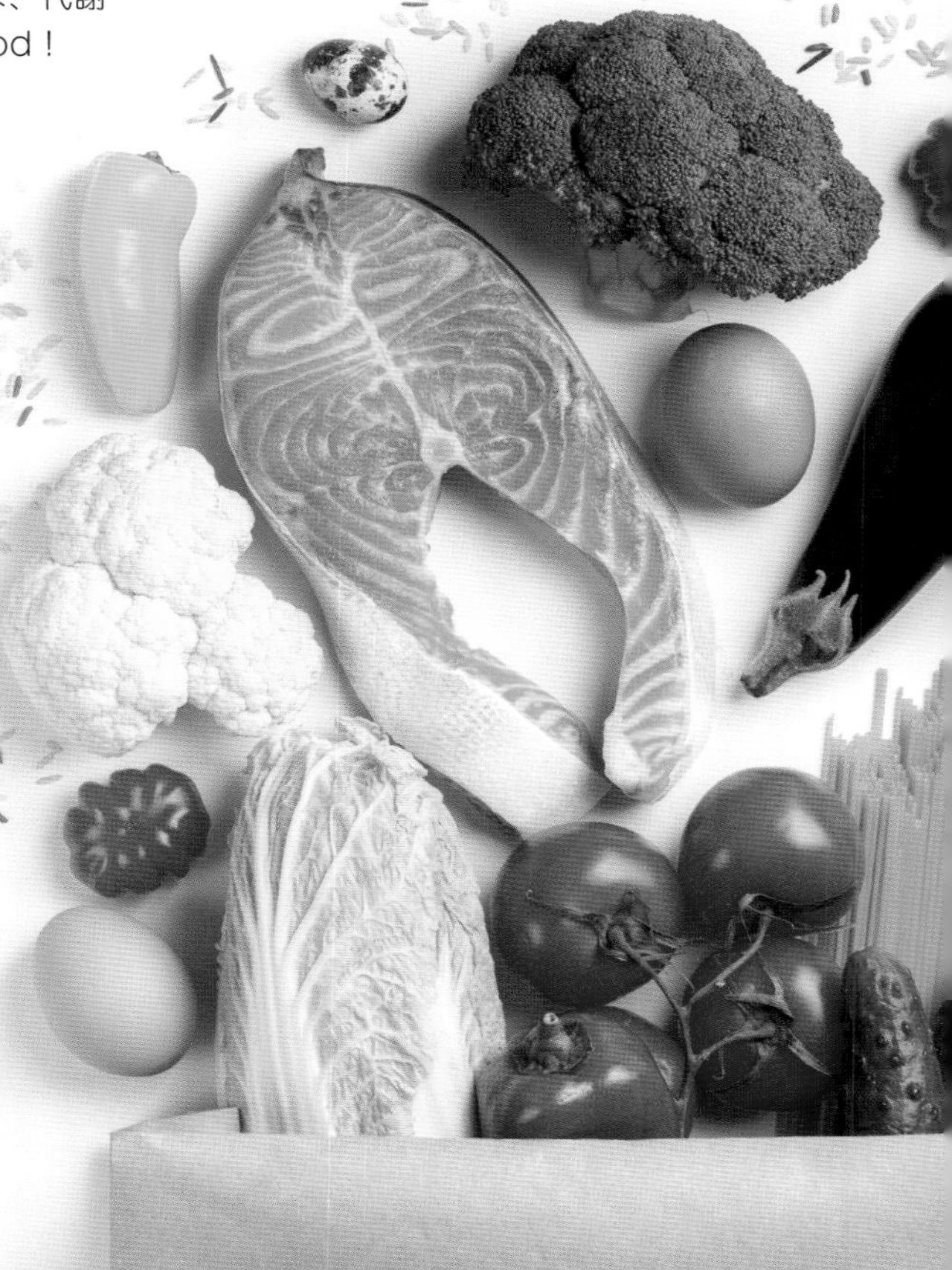

section 5
2

肉

鶏肉
老化と病気に負けない体に

食品に含まれるタンパク質が、どれくらい良質であるかを示す指標が「**アミノ酸スコア**」と呼ばれるものです。

アミノ酸スコアは、タンパク質から分解されたアミノ酸に、体内で合成できない必須アミノ酸がどれくらい含まれているかを示したものです。

アミノ酸スコアが１００に近いほど良質のタンパク質ということになり、鶏肉は１００！　理想的なタンパク質といえます。

動物性タンパク質はＬＤＬ（悪玉）コレステロールを増やすこともありますが、脂肪分が少ない鶏肉は安心です。鶏肉に含まれる**不飽和脂肪酸**の「**オレイン酸**」や「**リノール酸**」には**悪玉コレステロールを減らす**作用もあります。

◆大腸ガンのリスクと無縁な安心な肉

日本人の食が欧米化し、肉をよく食べるようになってから大腸ガンのリスクが増大しています。部位別ガン死亡率で大腸ガンは女性が1位、男性は2位です（85ページ）。

しかし、鶏肉は大腸ガンリスクとは無縁であることが国立がん研究センターの研究で明らかになりました。

鶏肉は安心して主食と置き換えられるのです。

◆高い疲労回復・抗酸化作用

鶏肉に含まれているビタミンB群の効能にも注目です。

B_2とB_6は皮脂の分泌をコントロールしてくれます。

また、色素沈着やくすみを防ぐB_{12}とナイアシン（ビタミンB_3）も含んでいます。鶏むね肉に多く含まれているB_6をしっかり摂ると髪や皮膚が丈夫になり、継続して摂取することでＡＧＥも防ぐ作用があります、

鶏むね肉には疲労回復や抗酸化作用のある「**イミダペプチド**」も豊富に含まれています。

check!

糖質
鶏（むね・80g）➡0.1g
棒々鶏（むね・80g）➡7.3g

AGE
鶏（むね・皮なし・90g・1時間煮る）➡10118KU
チキンカツ（90g・25分揚げる）➡8965KU

抗酸化 | 抗糖化 | 抗炎症 | ガン予防 | 老化予防 | 免疫力アップ

酸化・糖化を防ぐ栄養素たっぷりの食材

□疲労回復
□美肌
□貧血予防

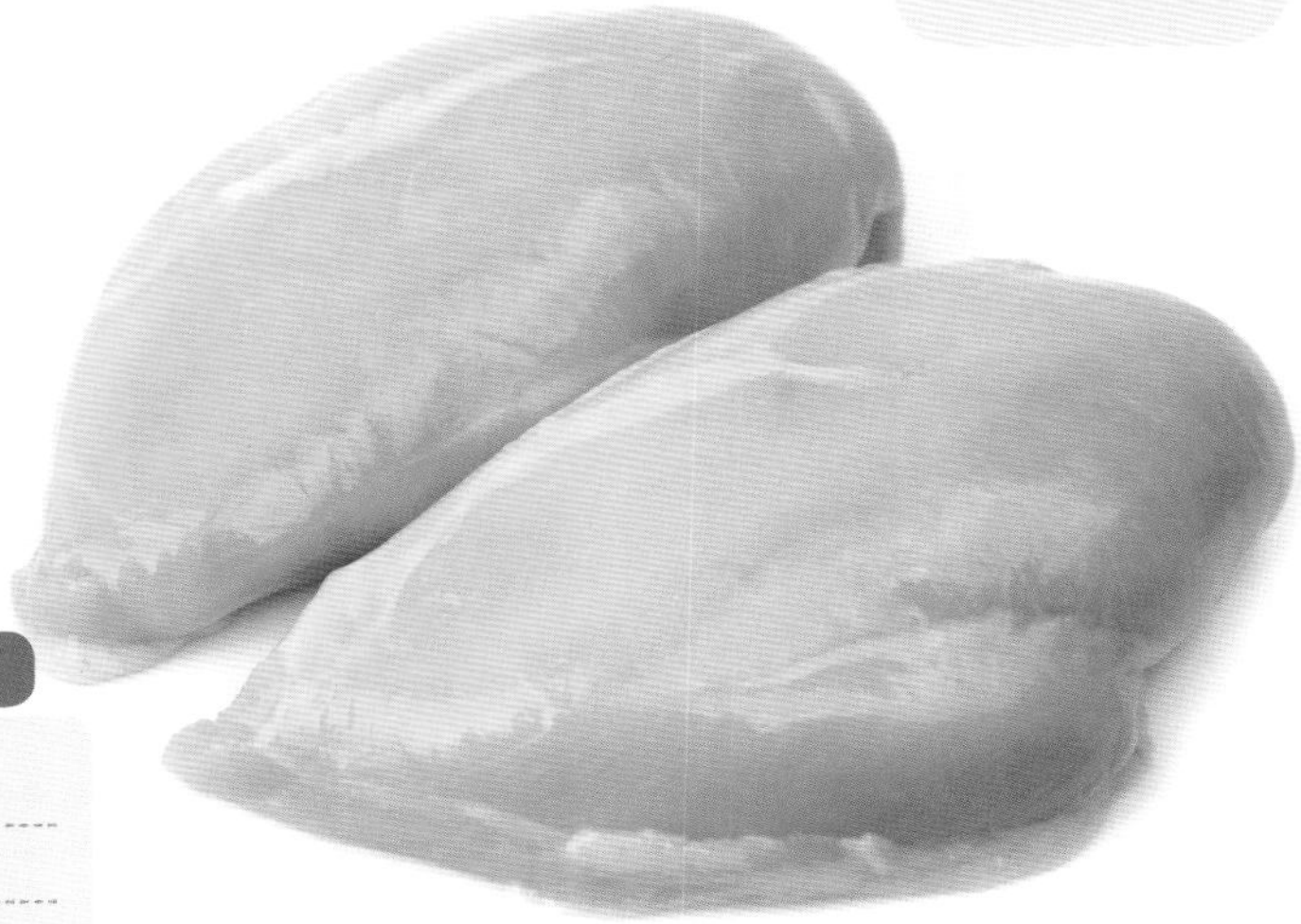

健康成分

- □ビタミンB_2
- □ビタミンB_6
- □ビタミンB_{12}
- □ナイアシン
- □オレイン酸
- □リノール酸
- □イミダペプチド

水分が多いので傷むのが早い。古くなると水分が出る。肉から赤い液体が出ているものは避ける。

効能UPのコツ

水に溶ける栄養素が多いので、スープなどにして汁ごと飲むとよい。蒸し料理にするときは、出汁と栄養素が染みこんだ蒸し汁をスープなどにするのもおすすめ。抗糖化作用を損なわないよう、ＡＧＥが発生する高温調理は避ける。

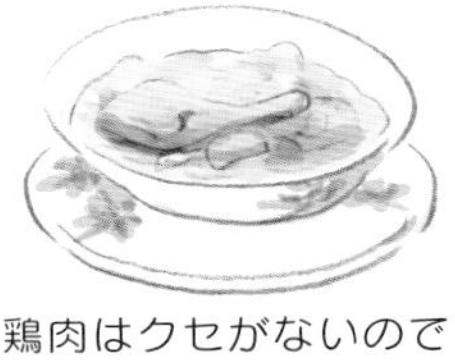

鶏肉はクセがないのでたいていの野菜と合う。

section 5 3

肉

豚肉 豊富なビタミンB_1で疲労回復

豚肉のビタミンB_1は牛肉や鶏肉の10倍以上、すべての食品のなかでもトップクラスです。

ビタミンB_1は糖化を抑え体内でＡＧＥが発生するのを防いでくれるので、豚肉を食べることで老化予防が期待できます。

豚肉の効能でよく知られているのは、その疲労回復効果でしょう。疲労を癒やす力が高いのは、ずば抜けて豊富なビタミンB_1の働きによります。

ビタミンB_1は摂取した糖質を体内でエネルギーに変換するために使われるので、**ビタミンB_1が不足すると、せっかく摂った食事をエネルギーに利用できません。**

利用できなかった糖質は疲労物質の「乳酸」として蓄積され、疲労感は増していくばかりです。エネルギー不足は体力の低下や倦怠感につながるだけでなく、記憶力の低下、イライラ、うつなどメンタル面にも影響を及ぼします。

抗ＡＧＥに加え、肌や髪を健康にしてくれるビタミンB_6も豚肉には豊富に含まれています。

◆良質なタンパク質が細胞を活性化

豚肉はアミノ酸スコアが１００であることから、良質なタンパク質を提供してくれることがわかります。ＬＤＬ（悪玉）コレステロールを増やさないオレイン酸が鶏肉同様に豊富です。**筋肉増強、免疫力アップ、老化予防と細胞レベルで体を元気にしてくれる**のが豚肉なのです。

また、アミノ酸からタンパク質の再合成、ＤＮＡの合成をする際に必要となる亜鉛も豊富です。豚肉に含まれている亜鉛は活性酸素を除去し、酸化を防ぐ働きがあるほか、免疫力を向上させる、脱毛予防などの働きもあります。

亜鉛はビタミンＣと一緒に摂ると効率よく吸収されるので、レモン汁をかけるとよいでしょう。

check!

糖質

豚（ロース・80g・ソテー）
➡1.7g

酢豚（肩・80g）
➡25.5g

AGE

豚（100g・7分炒める）
➡4752KU

抗酸化　抗糖化　抗炎症　ガン予防　老化予防　免疫力アップ

AGE、抗酸化の栄養素が豊富

□疲労回復
□美肌
□貧血予防

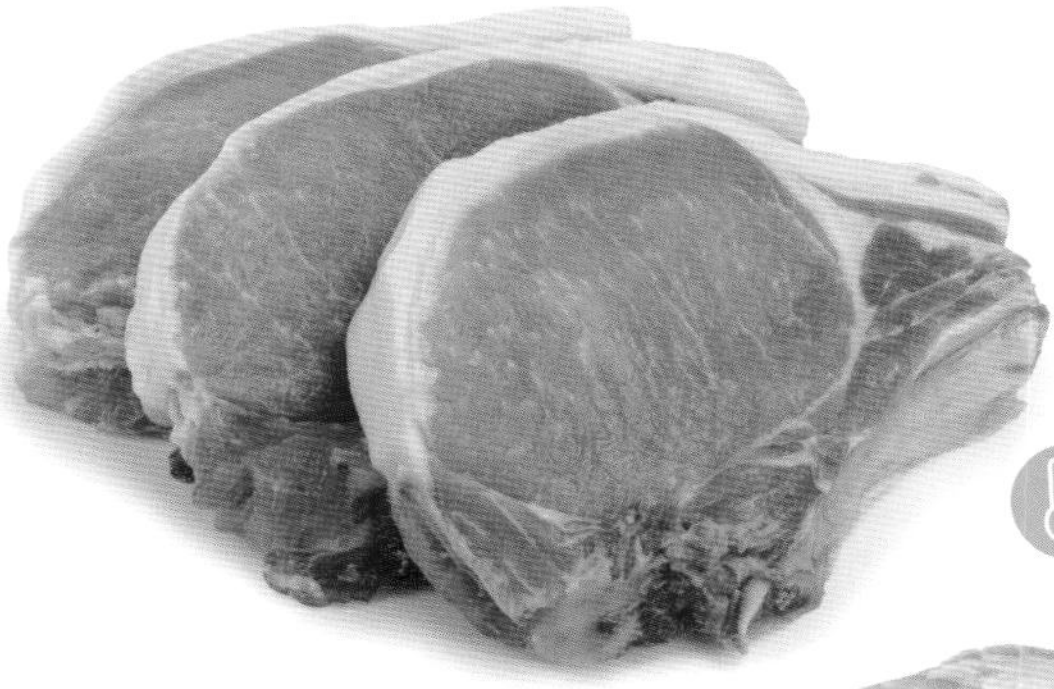

うっすら灰色がかったピンク色でツヤがあるものを選ぶ。

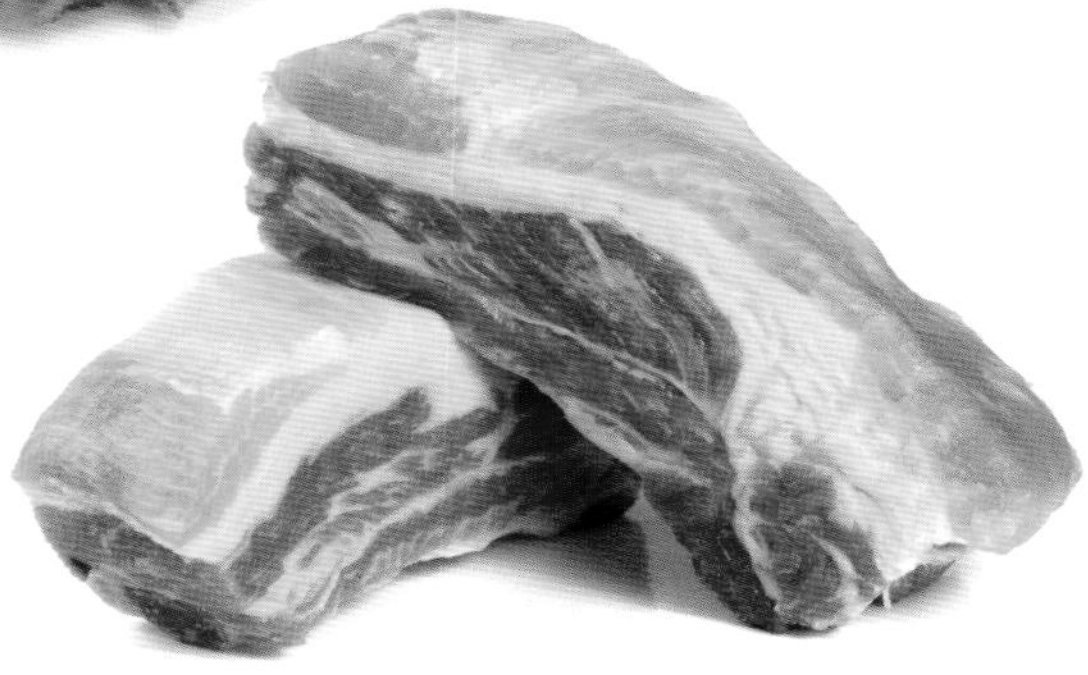

健康成分

- □ビタミンB_1
- □ビタミンB_6
- □ビタミンB_{12}
- □ナイアシン
- □亜鉛
- □オレイン酸

効能UPのコツ

ニンニクやタマネギはビタミンB_1の吸収を助けるアリシン（171ページ）を含んでいるので、豚肉と一緒に食べるとよい。AGEを増やさないため、加熱の際は茹でるか、蒸すようにする。

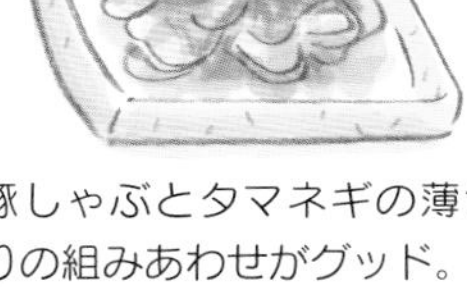

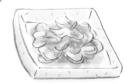

豚しゃぶとタマネギの薄切りの組みあわせがグッド。

肉

牛肉
糖化・酸化を予防する健康食品

牛肉には栄養面でさまざまなメリットがあります。

しかし、頻繁に食べていると大腸ガンのリスクが上昇することがわかっています。

食の欧米化の影響で日本人にも大腸ガンが増加してきました。部位別ガンの死亡率では、大腸ガンは男性2位、女性はトップとなっています（85ページ）。

とはいえ、月に1回ていどの牛肉であれば大腸ガンの心配はありません。

◆ビタミンB6の美肌効果

牛肉には人体でつくれない**「必須アミノ酸」**がバランス良く含まれ、アミノ酸スコアも100です。

LDL（悪玉）コレステロールを減らし、免役力をアップさせるオレイン酸は、鶏肉や豚肉よりもさらに豊富です。

また、エネルギーの代謝に必要なビタミンB群も含まれているので、老化予防も期待できるでしょう。

牛肉や豚肉に多く含まれるビタミンB6は別名「肌のビタミン」。美肌効果が期待できるほか、体内の**糖化を抑制し、AGEを減らす作用**もあります。

牛肉に含まれているB12と鉄分には造血効果があります。牛肉には抗酸化作用がある亜鉛も多く含まれています。

◆産地にこだわってこそメリットが得られる

牛肉を食べるとき、ぜひともこだわってほしいのが「産地」です。アメリカやオーストラリアなどの輸入牛は、抗生物質を与えられている可能性があります。

牛肉を食べるのなら迷わず国産を選んでください。

最も理想的なのは、人工的な飼料ではなく自然のなかで牧草を食べて育った牛の肉です（グラスフェッド・108ページ）。

check!

糖質

ステーキ（ヒレ・100g）➡4.0g

AGE

牛（100g・生）➡707KU

牛（100g・フライパン炒め）➡10058KU

抗酸化 抗糖化 抗炎症 ガン予防 老化予防 免疫力アップ

糖化を止めて若さとパワーをもたらす

□美肌
□貧血予防

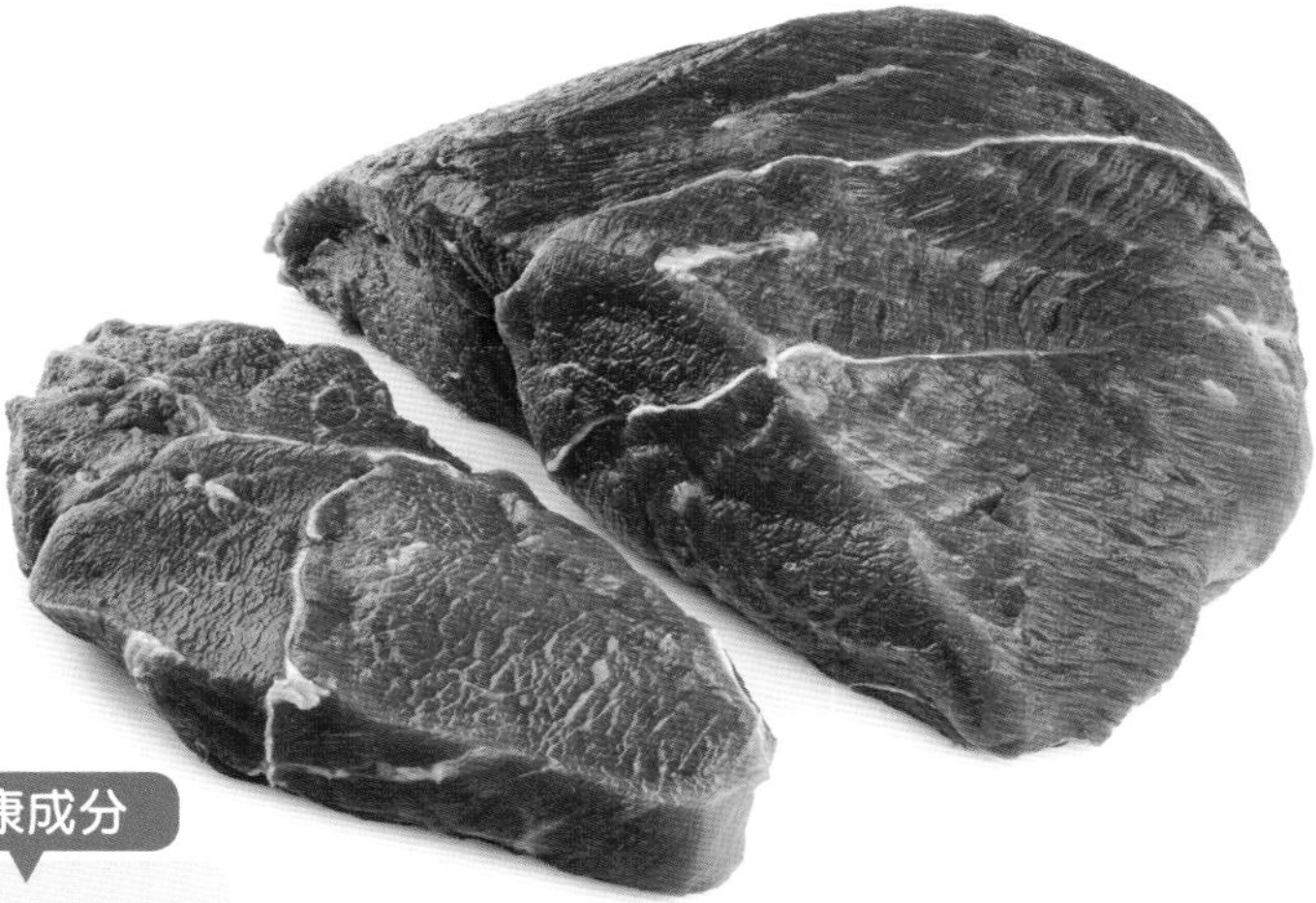

健康成分

- □ビタミンB_6
- □ビタミンB_{12}
- □鉄
- □亜鉛
- □オレイン酸

うっすら灰色がかったピンク色でツヤがあるものを選ぶ。

効能UPのコツ

抗糖化作用があるのに高温調理でＡＧＥを発生させては無意味。低温調理の、たたきやしゃぶしゃぶでＡＧＥの発生を抑えること。ちなみに、たたきと似ているローストビーフは中まで加熱しているのに対し、たたきは表面だけ焼いて中身は加熱していない。

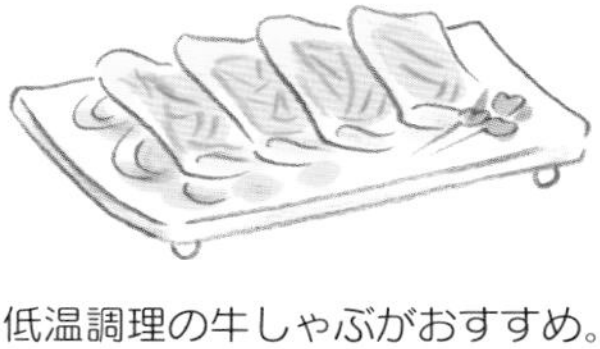

低温調理の牛しゃぶがおすすめ。

5

魚介類

青魚
血液サラサラ・炎症抑制

背中が青みがかっている魚を「青魚」といい、一般的にはアジ、イワシ、サンマ、サバなどを指します。

青魚には良質な脂が多く含まれています。アジ、イワシ、サンマ、サバなどのアミノ酸スコアは100。積極的に食べてほしい食材です。

◆高い血栓予防効果

「青魚＝健康によい」というイメージがすっかり定着したのはEPA、DHAを豊富に含んでいるからでしょう。EPA、DHAは、LDL（悪玉）コレステロールを減らし、**血液をサラサラにする効果があるので、血栓の形成を抑制**してくれます。アジにはオレイン酸が多く含まれているため、さらにコレステロールを抑制する効果があります。

厚生労働省の調査では、週に3回以上青魚を食べていると心筋梗塞などの心疾患になるリスクが低いという報告もあります。

血液サラサラ効果は動脈硬化やガンなどの予防にもつながるほか、DHAには**万病の原因となる炎症を鎮める作用**もあります。さらに、EPA、DHAには認知症予防の効果があります。

◆カルシウムやビタミンB群も豊富

イワシ、サバは肌をすべすべにするビタミンB_2が豊富。サバには抗AGE効果が高いビタミンB_6が多く含まれています。

また、アジとイワシはカルシウムが豊富で、イワシ、サンマには造血作用のあるビタミンDが多く含まれています。

健康効果の高い青魚ですが、俗に「足が早い」といわれるように、傷みやすいという欠点があるので早めに食べましょう。

check!

糖質

アジのたたき（50g）
➡1.6g

しめサバ（40g）
➡1.3g

イワシみりん干し（30g・焼き）
➡4.9g

AGE

アジ（100g・生）
➡484KU

抗酸化 抗糖化 抗炎症 ガン予防 老化予防 免疫力アップ

脳の老化を防ぐ DHAとEPA

□美肌
□血液サラサラ

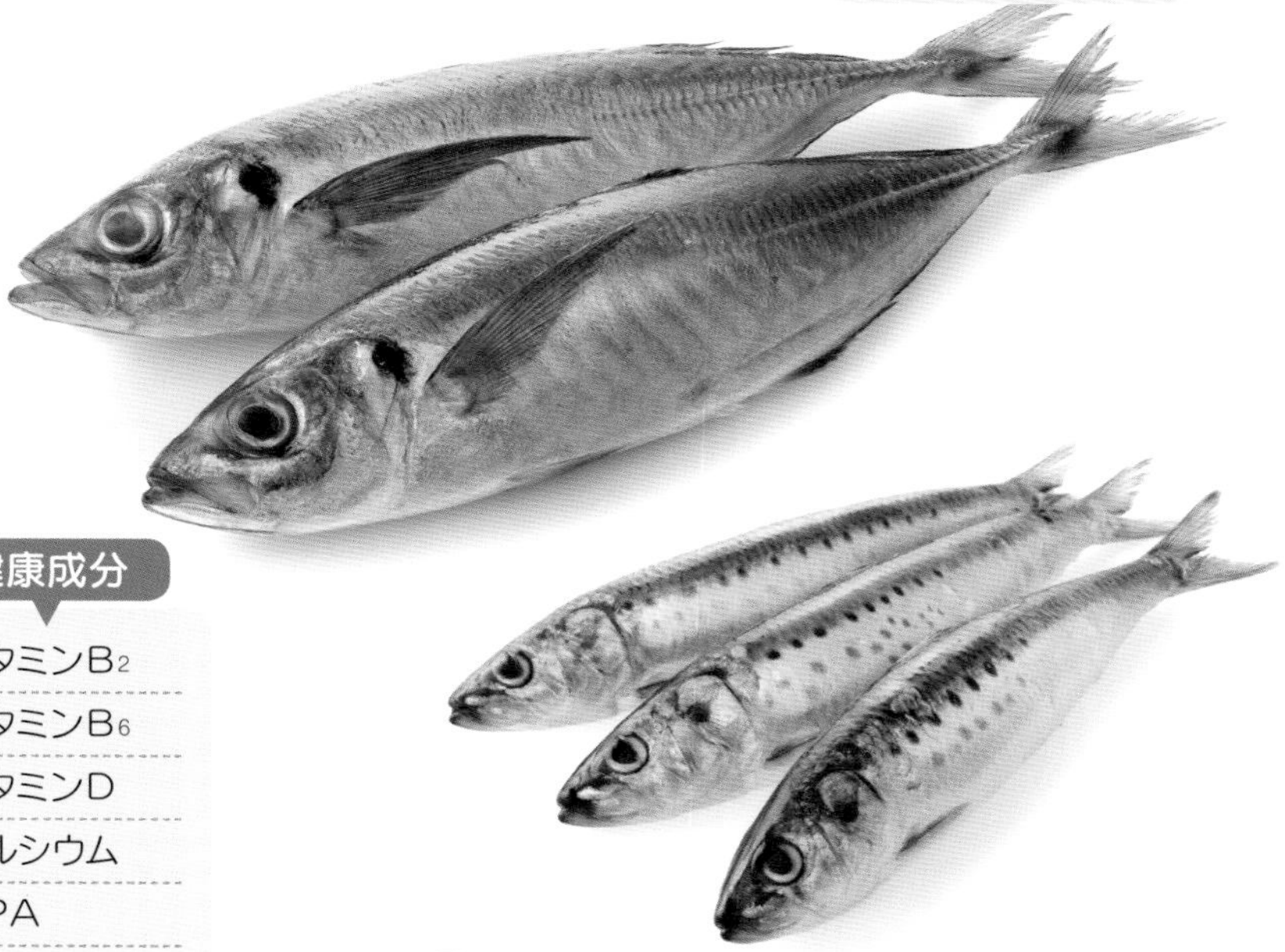

表面に光沢があり、エラが鮮やかな赤色をしていると新鮮。

健康成分

- □ビタミンB_2
- □ビタミンB_6
- □ビタミンD
- □カルシウム
- □EPA
- □DHA
- □オレイン酸

効能UPのコツ

定番の料理は焼き魚だが、脂が落ちるとDHAやEPAも一緒に失われてしまう。鮮度のよいものを購入して、刺身やたたきなどにするとよい。下処理で塩をふっておけば、臭いの成分が水分と一緒に出てしまうので生臭さが消える。

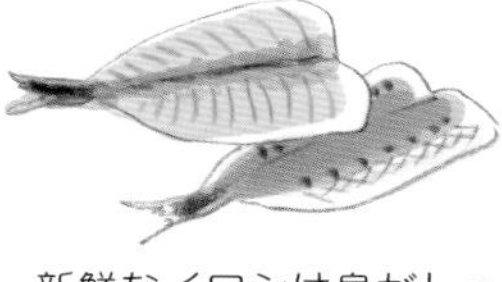

新鮮なイワシは身がしっかりして手開きも簡単。

魚介類

マグロ・カツオ　抗酸化作用と美容効果も高い

マグロもカツオも同じサバ科の仲間で、どちらも日本ではポピュラーな魚。ともにアミノ酸スコア100の優秀な食材です。

◆疲労回復成分は尾びれに豊富

大型回遊魚であるマグロとカツオは、常に大海原を泳ぎつづけています。

その活動を支えているのが疲労回復成分である「**イミダペプチド**」です。

休みなく泳ぎつづけるマグロやカツオが、酷使するのは尾びれです。疲労がたまりやすい尾びれには、その疲労を解消するためにイミダペプチドが豊富に存在しています。

マグロ・カツオにはＥＰＡやＤＨＡ、**オレイン酸も豊富に含まれ、抗炎症効果や免疫力アップ、血液サラサラ効果も抜群です。**

◆マグロは美容、カツオは抗酸化

マグロ、カツオともに「**肌のビタミン**」のビタミンB_6が豊富に含まれています。B_6は糖化を押さえＡＧＥを減らす効果も期待できます。また、血行を改善し、中性脂肪を分解するナイアシンも、マグロ、カツオには豊富です。

アミノ酸の化合物に「タウリン」という成分があります。タウリンは**肝臓の機能を高めたり、インスリンの分泌を促したり、血圧の調整をおこなったり**します。

タウリンは人体でも合成されますが、微々たる量なので食べ物から摂取しなくてはいけません。タウリンはマグロやカツオの血合いの部分に含まれており、胆汁酸と結びついてコレステロールを消費する働きもあります。

マグロは美容効果が高く、カツオは抗酸化作用が高いという特長があるので、ご自身の状態に合わせて選ぶとよいでしょう。

check!

糖質

マグロ（赤身・40g・刺身）
➡0.6g

ツナフレーク（20g・水煮缶）➡0.7g

ネギトロ丼
（寿司飯60g）➡25.7g

AGE

マグロ（90g・刺身）
➡705KU

マグロ（90g・醤油につけて10分焼く）
➡4602KU

抗酸化 抗糖化 抗炎症 ガン予防 老化予防 免疫力アップ

AGEを抑え老化をストップ

□疲労回復
□美肌
□血液サラサラ

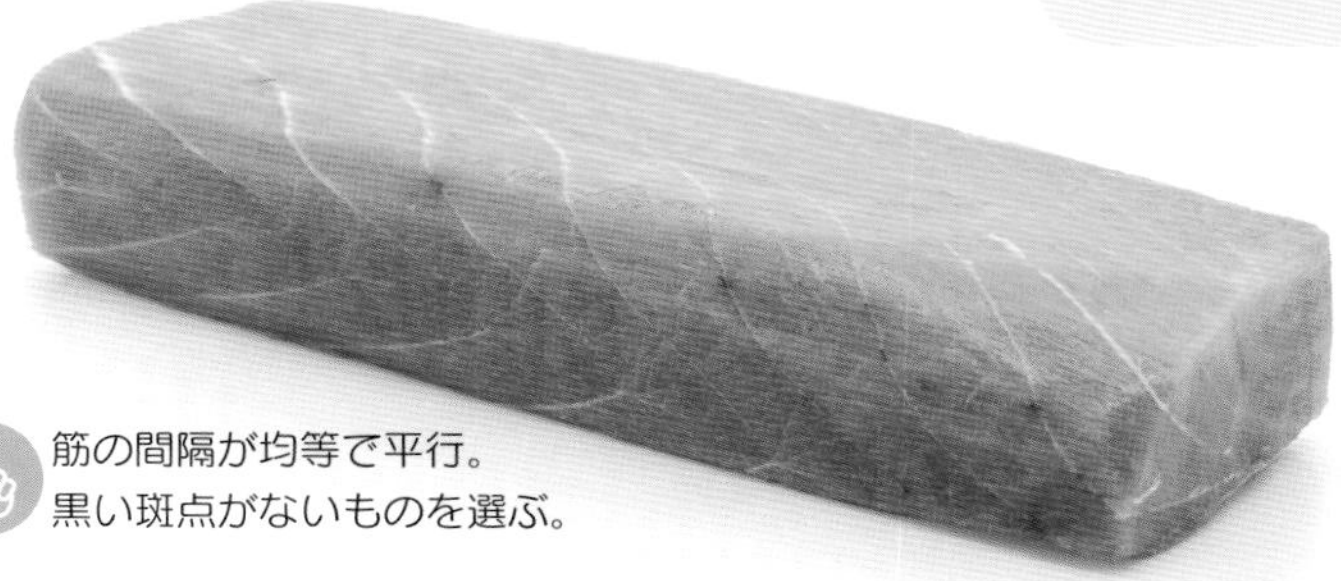

筋の間隔が均等で平行。
黒い斑点がないものを選ぶ。

健康成分

- □ナイアシン
- □ビタミンB_6
- □鉄
- □EPA
- □DHA
- □オレイン酸
- □イミダペプチド
- □タウリン

新鮮なものは身が透明感のある赤。切り口が虹色のものは古い。

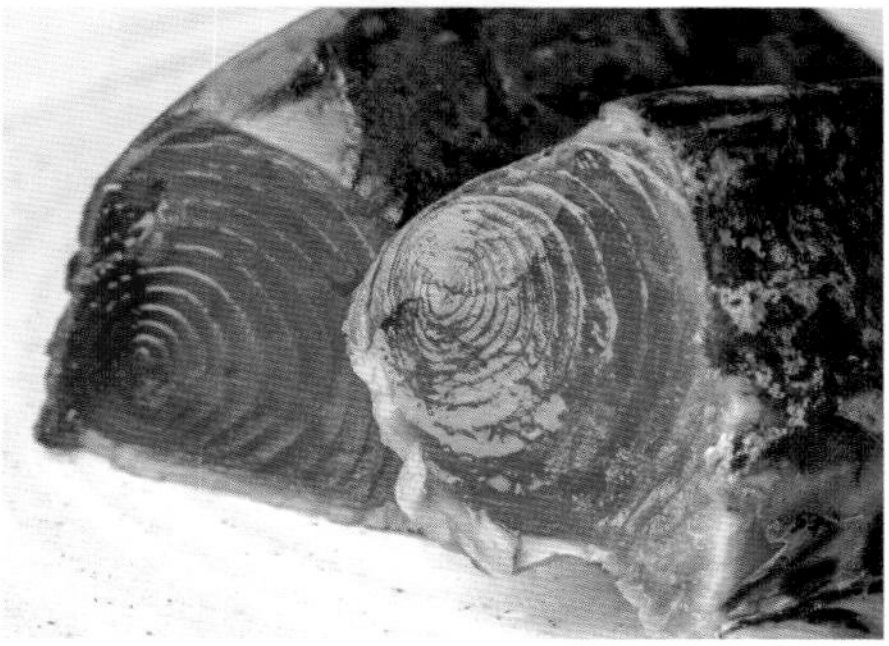

効能UPのコツ

刺身やたたきなどがおすすめ。一般に流通しているネギトロは着色料、発色剤、酸化防止剤、化学調味料などの添加物が多いので避けたほうが無難。カツオはタマネギやニンニクと食べることでビタミンB_1の働きを高めることができる。

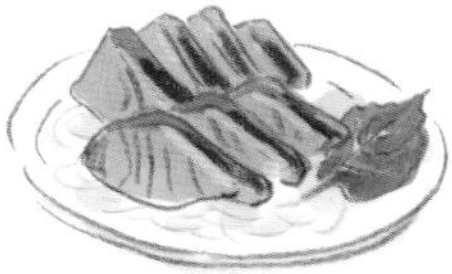

カツオのたたきとタマネギ·ニンニクは味もマッチ。

魚介類

鮭

ピンクの色素の超健康パワー

鮭もアミノ酸スコア100の良質なタンパク源です。サーモンピンクの色名があるように、鮭といえばあの特徴的な色を思いうかべる方も多いでしょう。色からすると「赤身魚」のようですが、**実際は「白身魚」**です。

◆サーモンピンクが抗酸化作用のカギ

本来、**白身魚のはずの鮭の身が赤っぽい色をしているのは、「アスタキサンチン」**という色素を含むオキアミを食べているから。

アスタキサンチンは「カテロノイド」と呼ばれる赤色の天然色素。トマトを赤くするリコピン、ニンジンのオレンジ色のβ-カロテンの仲間です。

カテロノイドはいずれも高い抗酸化作用があり、**アスタキサンチンはビタミンEの約1000倍もの強い抗酸化作用をもっているといわれています。**

動脈硬化予防、認知症予防、ガン予防、美肌効果、免疫力アップなど、アスタキサンチンのカバー範囲は実に幅広く、全身のすみずみまで「サビ」を一掃してくれるといってもいいでしょう。

鮭にはDHAやEPA、オレイン酸も豊富です。**血液サラサラ効果に加えて、抗炎症や血管の柔軟性を保つ**よう作用してくれます。こうした働きから、高血圧を防ぎ血圧を安定させる効果も期待できます。

◆カルシウムの吸収を助けるビタミンD

カルシウムは歯や骨を強くする働きがありますが、吸収されにくい性質をもっています。カルシウムの吸収を助けるのがビタミンD。**別名「骨のビタミン」と呼ばれるビタミンDが鮭には豊富に含まれています。**

check!

糖質

スモークサーモン（15g）➡0.0g

鮨（一貫・寿司飯20g）➡7.5g

AGE

鮭（90g・生）➡502KU

鮭（90g・10分揚げる）➡1348KU

抗酸化　抗糖化　抗炎症　ガン予防　老化予防　免疫力アップ

アスタキサンチンの強力な抗酸化力

□美肌
□血液サラサラ

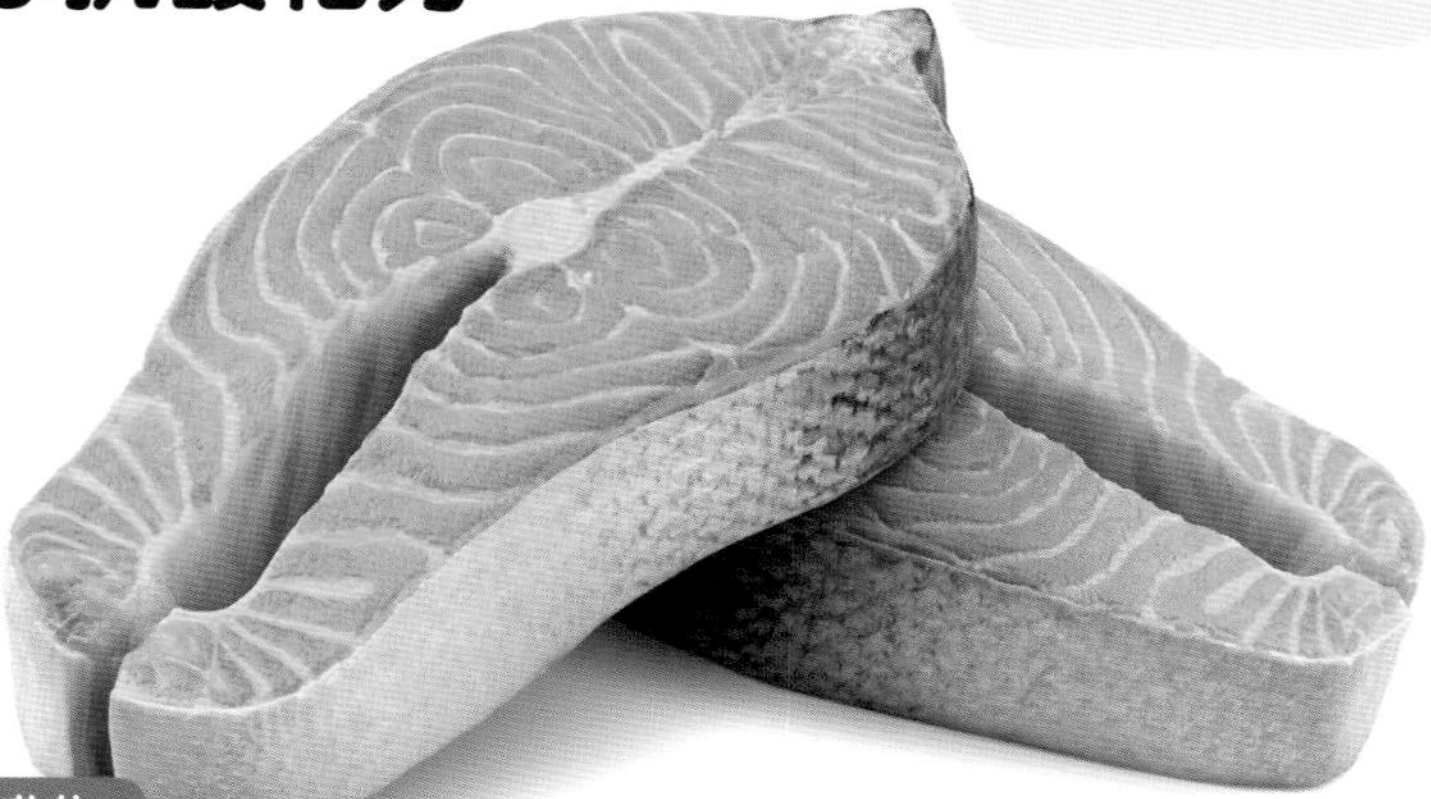

健康成分

- □ビタミンD
- □ビタミンB_6
- □EPA
- □DHA
- □オレイン酸
- □アスタキサンチン

骨のまわりに血がついているものは古い。

効能UPのコツ

あまりにも色鮮やかなものは発色剤を使用しているかもしれないので表示を確認すること。また、「骨取り」タイプは身が崩れるのを防ぐため結着剤が添加されているので避けるようにする。ＤＨＡとＥＰＡをしっかり摂るコツは皮ごと食べること。

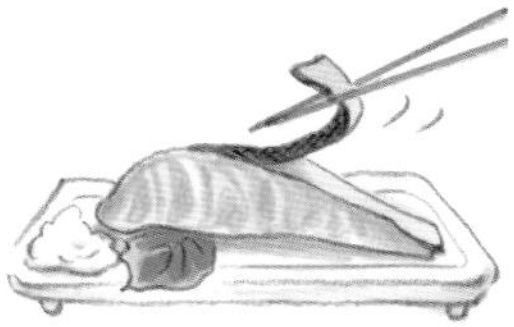

鮭も野菜同様、皮に栄養が豊富。

section 5

8

アサリ

魚介類

栄養価が高く良質なタンパク質を含む貝類は、独特な磯の風味が魅力。とくにアサリはアミノ酸スコア100なので良質なタンパク質が摂れます。

貝はシンプルな味つけでも十分豊かな味わいになるので、塩分が気になる方にもおすすめです。

アサリには貧血を改善する鉄分、赤血球の生成を促すビタミンB_{12}が含まれています。

健康で元気な血液をつくるために貢献してくれるといえそうです。

カルシウムが豊富で、骨や歯を丈夫にして骨粗鬆症の予防になります。同じく骨粗鬆症の予防に効果があるマグネシウムも含まれていて、マグネシウムはほかに生活習慣病予防にも作用します。

アサリにはDHAも含まれ、さらにコレステロールを下げインスリンの分泌を促すタウリンも含んでいます。

抗酸化 抗糖化 抗炎症 ガン予防 老化予防 免疫力アップ

インスリンを分泌する タウリンが血糖値を調整

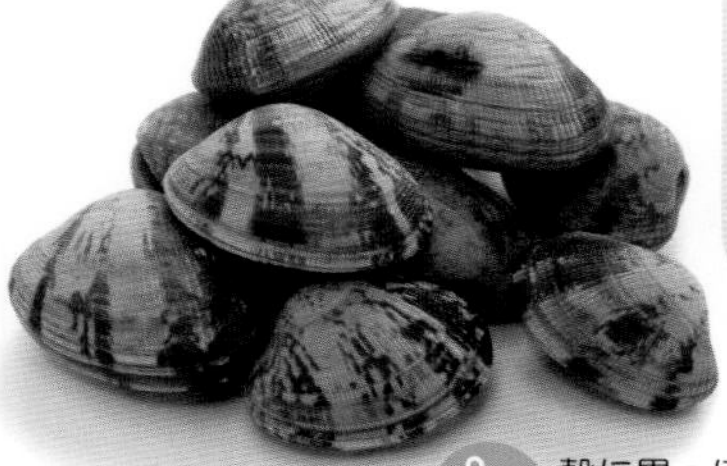

□疲労回復
□美肌
□貧血予防
□血液サラサラ

殻に黒っぽくツヤがあり、模様がはっきりしていると新鮮。

check!

糖質

アサリ（40g・酒蒸し）➡0.8g

AGE

アサリ（150g・酒蒸し）➡1307KU

健康成分

□ビタミンB_{12}
□カルシウム
□マグネシウム
□鉄
□DHA
□タウリン

効能UPのコツ

AGEを抑えながら、水に溶けこんだ栄養素もしっかり摂れるスープがおすすめ。

section 5
9

牡蠣

魚介類

その高い栄養価から「海のミルク」と称される牡蠣は、アミノ酸スコア100と良質なアミノ酸の宝庫。EPAやDHAも多く含まれています。また、ビタミンB_{12}の働きで、神経の痺れや痛みを改善してくれます。

牡蠣には鉄や銅のミネラルも豊富です。牡蠣の鉄分は体内に吸収されやすいので、貧血予防にもよいでしょう。

牡蠣は「**亜鉛**」も豊富な食品で、その含有量は全食品中でもトップレベルです。亜鉛は新陳代謝を促すほか、味覚障害の改善にも役立つ栄養素で、抗酸化や免疫力アップに貢献します。

牡蠣の深みのある味わいをつくるグリコーゲンは速やかにエネルギーに変わるという特性をもっています。さらに、肝機能を高める作用もあります。

疲労物質である乳酸の増加を防ぐタウリンの働きもあり、**牡蠣は疲労回復、体力増強に役立ちます。**

抗酸化　抗糖化　抗炎症　ガン予防　老化予防　免疫力アップ

豊富な亜鉛、多彩なミネラルでパワーがみなぎる

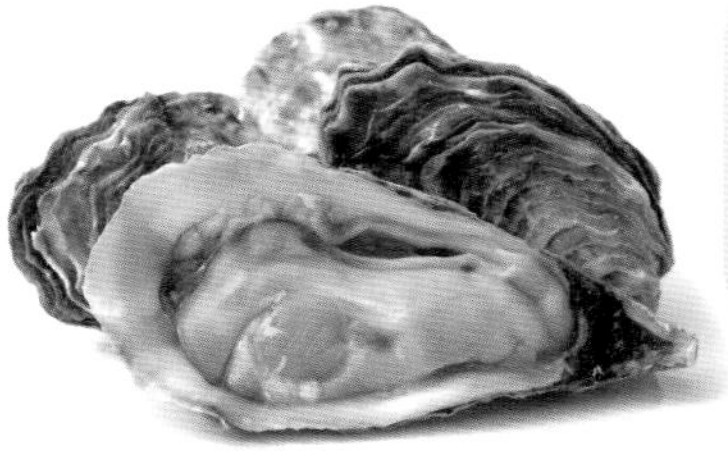

□疲労回復
□美肌
□貧血予防
□血液サラサラ

殻つきは重たいものを、むき身は身がふっくらとして黒いふちどりが濃いものを選ぶ。

効能UPのコツ

亜鉛の吸収を助けるビタミンCと一緒に食べる。レモンをかけるのがおすすめ。

check!

糖質

牡蠣（120g・生）
➡5.6g

牡蠣フライ（96g）
➡14.0g

AGE

牡蠣のオイル漬け（300g）➡940KU

健康成分

□ビタミンB_{12}
□カルシウム
□マグネシウム
□鉄　□亜鉛　□銅
□EPA　□DHA
□タウリン

section 5
10

魚介類 海藻 糖質オフを成功に導く

糖質オフは「主食を抜く」というひじょうにシンプルな方法で成立します。

しかし、炭水化物（主食）＝糖質＋食物繊維ですから、**炭水化物ごとカットすると糖質だけでなく食物繊維までオフする**ことになります。糖質とともにカットした食物繊維は海藻で補っていきましょう。

◆血糖値の上昇を抑える

ワカメ、モズク、ヒジキはわずかしか糖質を含んでいません。しかも、食物繊維は水分を吸収して膨張する性質があるため、**血糖値を上げることはないのに満腹感はしっかり**と得られます。海藻類は歯応えがあるため、しっかりと咀嚼しなくてはいけません。これも満腹感アップにつながるプラスポイントです。

糖質オフを実践するときは、食事の最初に食物繊維を食べるようにしましょう。

早々と**お腹が満たされて食事量が自然と腹七分目**（138ページ）に収まり、食物繊維の消化に時間がかかるため、食事で摂った糖質の吸収が遅くなり血糖値の急激な上昇を抑えてくれます。

◆腸内環境を整え大腸ガンリスクを減らす

食物繊維は便通をよくする作用があるので、腸内環境を改善して大腸ガンのリスクを下げるほか、**塩分や食品添加物を体外に速やかに排出**してくれます。腸内環境が整うと免疫力がアップし、全身の健康状態が良好になります。

また、海藻には塩分の排泄を促すカリウムが含まれるため血圧の上昇を抑えます。

なお、ワカメにはカルシウムやビタミンKが含まれており、ふたつを同時に摂ると骨がよりできやすくなります。

check!

糖質

ワカメ（10g・生）
➡0.2g

モズク酢
（塩蔵・塩抜き・40g）
➡0.3g

AGE

ワカメ（20g・生）
➡13KU

抗酸化　抗糖化　抗炎症　ガン予防　老化予防　免疫力アップ

ヌルヌルの正体は食物繊維

□美肌
□血液サラサラ
□便秘改善

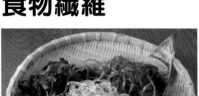

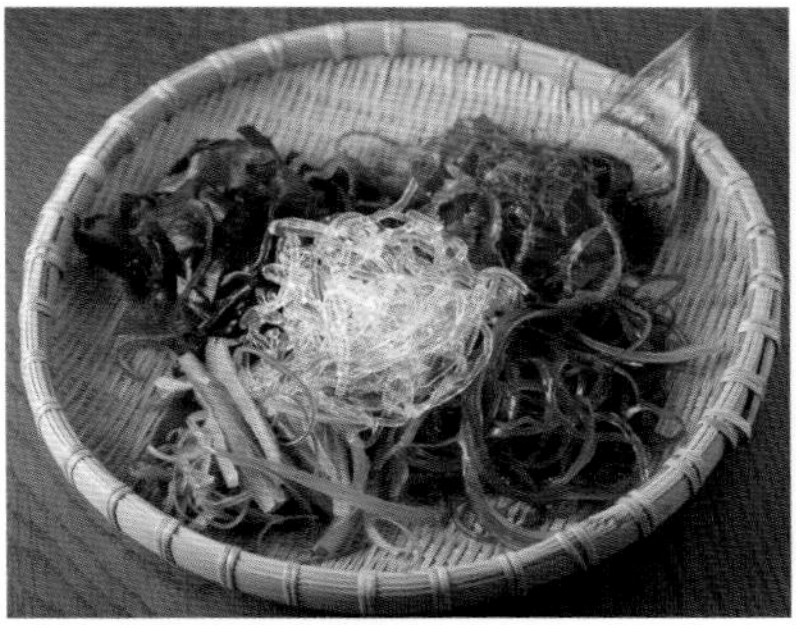

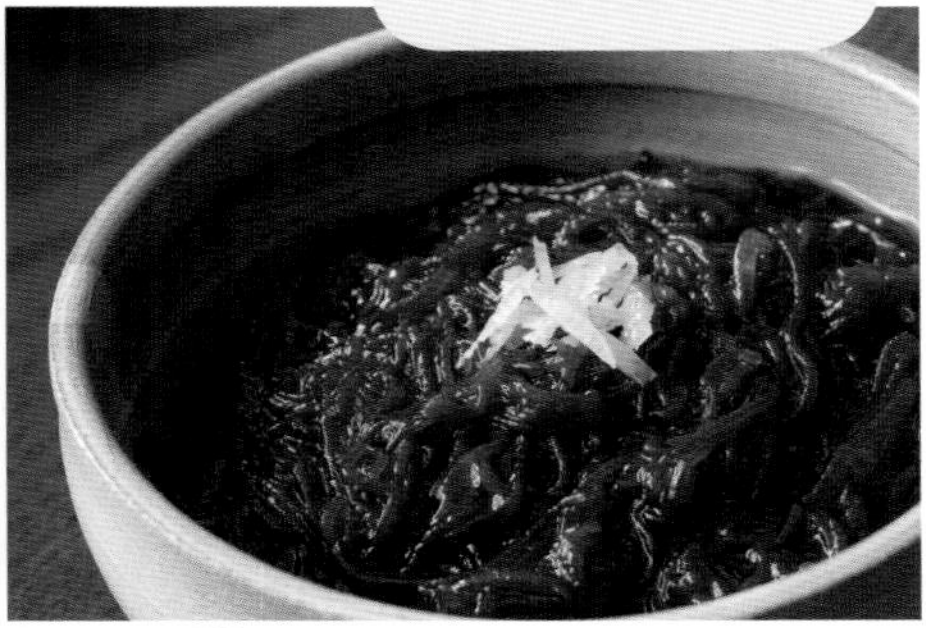

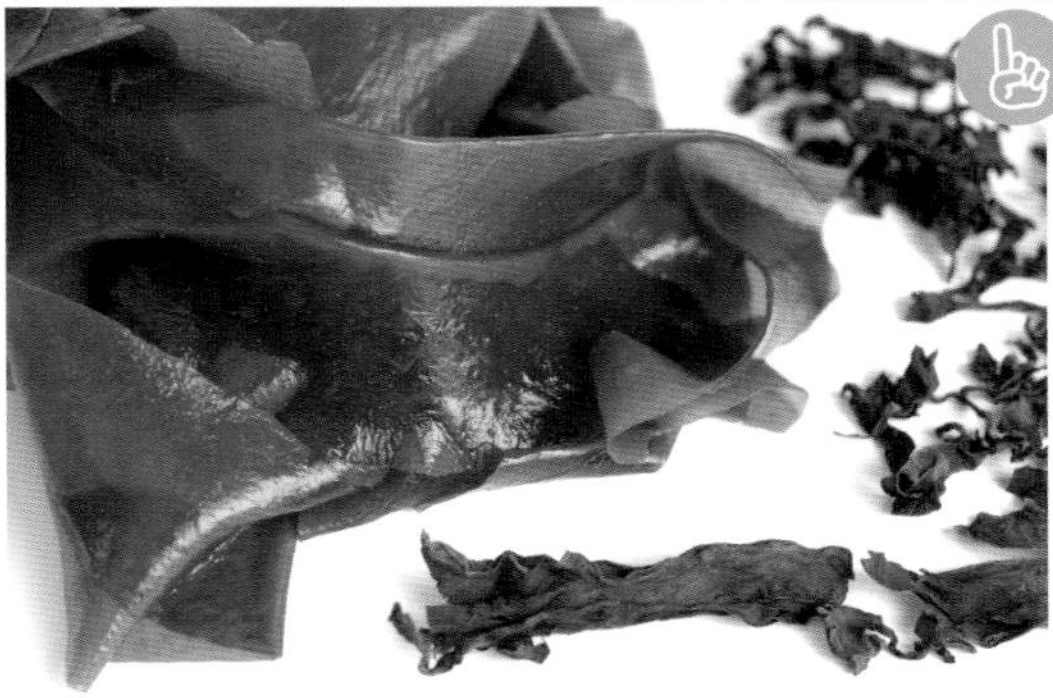

市販の味つけモズクなど甘い味つけのものは糖質が多いので注意。

健康成分

□カリウム　□カルシウム
□マグネシウム　□ヨウ素
□ビタミンK　□食物繊維

効能UPのコツ

乾燥タイプはしっかりと水でもどしてから使用すること。乾燥タイプは、サラダのほか、酢や味噌で和えたり、汁物に加えたりと活用範囲が広いので常備しておきたい。海藻サラダにドレッシングをかけるときは、糖質が含まれていないか確認を。

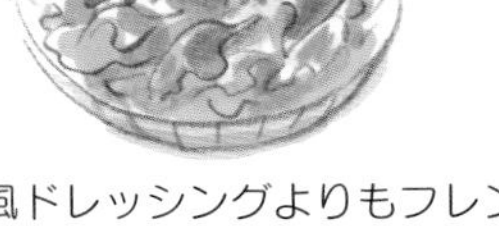

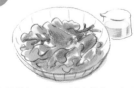

和風ドレッシングよりもフレンチドレッシングのほうが低糖質。

緑黄色野菜 トマト

植物に含まれる赤や黄色の色素をカロテノイドといいます。トマトの赤い色をつくる「**リコピン**」は、このカロテノイドのひとつです。

リコピンには活性酸素の発生を抑える作用があり、酸化が要因のひとつである老化やガンの予防にも効果を発揮し、抗酸化力によって抗炎症作用も発揮します。

β-カロテンの2倍、ビタミンEの100倍以上ともいわれる抗酸化作用をもつリコピンは、ほかに**血糖値を下げる、肌のターンオーバーを促進、LDL（悪玉）コレステロールを抑制する**などの健康効果があります。

リコピンをしっかりと吸収するために、**調理ではトマトを細かくカットする・加熱することがポイント**です。

トマトには血管を丈夫にするケルセチン、抗糖化作用のある「**α-リポ酸**」、肌を美しくするビタミンCも含まれています。

抗酸化 | 抗糖化 | 抗炎症 | ガン予防 | 老化予防 | 免疫力アップ

赤い色のもとリコピンの万能パワー

□疲労回復
□美肌
□血液サラサラ

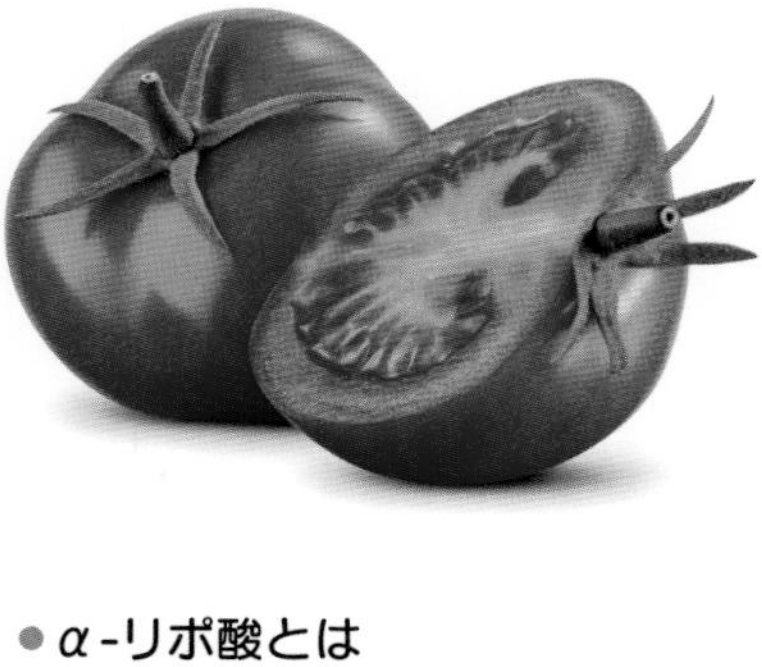

皮に色ムラがなく、ヘタは濃い緑色、固く締まっていてずっしりと重みがあるものがよい。

check!

糖質
トマト（145g・生）➡5.3g
トマトジュース（200㎖）➡6.6g

AGE
トマト（100g・生）➡23KU

健康成分
□β-カロテン
□ビタミンE
□ビタミンC
□カリウム
□リコピン
□α-リポ酸
□ケルセチン

● α-リポ酸とは

糖質の代謝を促し血糖値を安定させるほか、疲労回復、老化予防、美肌づくりに効果がある。

section 5

12

緑黄色野菜

ニンジン

ニンジンの鮮やかなオレンジ色は「β-カロテン」によるものです。**β-カロテンは体内でビタミンAに変化し、高い抗酸化作用を発揮します。**

皮膚や粘膜の保護、高血圧やガンの予防など、**加齢による体内の酸化が引きおこすトラブルを解決してくれます。**

β-カロテンの抗酸化作用に加え、「α-リポ酸」は抗糖化作用をもっています。ニンジンは**糖化を抑制しAGEの蓄積を防いでくれるアンチエイジング食品**なのです。

体内の余分な塩分を排出して高血圧を予防するカリウム、血糖値の上昇をゆるやかにし排泄を促進して腸内環境を整える食物繊維も含まれ、これらは若さを保つために有益です。

さまざまな健康効果があるニンジンですが、**根菜類全般がそうであるように少々糖質が高い**のがネック。食べすぎには注意しましょう。

抗酸化　抗糖化　抗炎症　ガン予防　老化予防　免疫力アップ

β-カロテンの抗酸化作用で若々しく

- □疲労回復
- □美肌
- □血液サラサラ
- □便秘改善

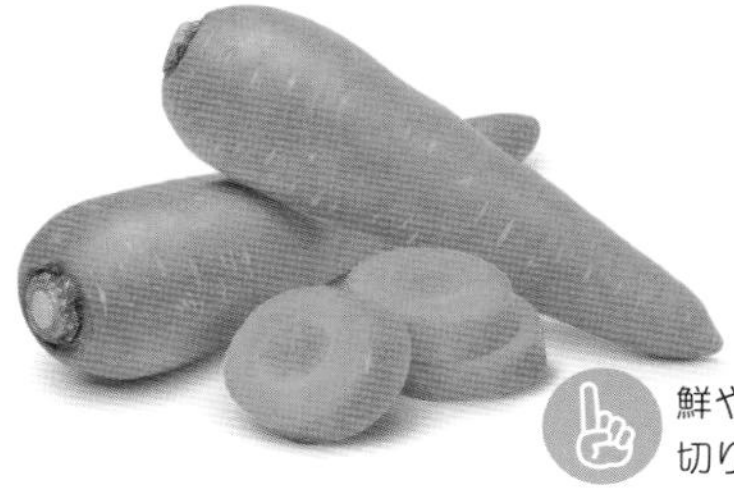

鮮やかで濃い色を選ぶ。葉の切り口が茶色のものは古い。

一般的に糖質の量は葉菜→果菜→根菜の順に増える。
葉菜類…ホウレンソウ、キャベツ、ニンニク、ブロッコリー、ネギなど。
果菜類…トマト、ナス、ピーマンなど。
根菜類…ニンジン、ジャガイモ、ゴボウなど。

check!

糖質

ニンジン（48g・生）➡3.2g

ニンジンジュース（200mℓ）➡13.0g

AGE

ニンジン（100g・生）➡10KU

健康成分

- □β-カロテン
- □ビタミンE
- □カリウム
- □α-リポ酸
- □食物繊維

緑黄色野菜 ブロッコリー

ブロッコリーは「ビタミンC爆弾」の異名もあるくらいビタミンCがたっぷり含まれています。**若返り効果、疲労回復やガン予防、抗酸化作用も高いビタミンC**を効率よく摂取できます。

皮膚や粘膜を健康に保ち免疫を増強するβ-カロテン、動脈硬化を予防し、高い抗酸化作用をもつビタミンE、DNAの合成に不可欠な葉酸、骨粗鬆症予防に有効なビタミンK、高血圧を抑えるカリウム、食物繊維などが、ブロッコリーにはギュッと詰まっています。

また、抗AGE効果の高いビタミンB1、B6も含まれています。

さらに、**抗酸化・抗炎症・解毒の作用が高い「スルフォラファン」**が血糖値を下げAGEの蓄積を防ぐこともわかりました。スルフォラファンは生の状態でしっかり噛むと摂取量がアップします。

check!

糖質

ブロッコリー（30g・ゆでる）➡0.3g

ブロッコリーのゴマあえ（ブロッコリー60g）➡2.5g

AGE

ブロッコリー（100g・ゆでる）➡226KU

抗酸化 | 抗糖化 | 抗炎症 | ガン予防 | 老化予防 | 免疫力アップ

効能豊富なスルフォラファンはブロッコリースプラウトに豊富

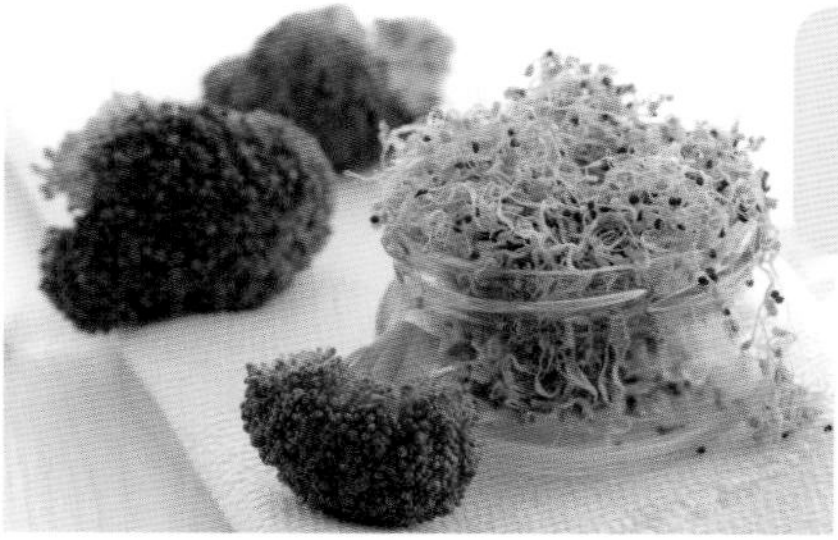

□疲労回復
□美肌
□血液サラサラ

シャキッとしてみずみずしいものがよい。

健康成分

□β-カロテン
□ビタミンB1
□ビタミンB6
□ビタミンE
□ビタミンK
□葉酸
□ビタミンC
□カリウム
□食物繊維
□スルフォラファン

効能UPのコツ

ビタミンCやスルフォラファンは水溶性なのでスープや汁物がおすすめ。栄養いっぱいの茎もしっかり食べること。

section 5
14

緑黄色野菜
ホウレンソウ

ホウレンソウは鉄分が豊富なうえ、鉄分の吸収を助けるビタミンCや骨の定着を促すビタミンKもたっぷり。貧血の予防・改善効果が抜群です。

また、**糖化・酸化予防でも大いに頼りになる野菜**。糖化を抑えてAGEの蓄積を防ぎ、細胞を酸化のダメージから守り、病気や老化を寄せつけない体にしてくれる「**α-リポ酸**」も豊富です。

さらに、天然色素の一種である「**ルテイン**」が白内障な**どの老化による目のトラブルを予防**するほか、**腸の炎症を抑え大腸ガンを予防**する成分もあることがわかりました。

ホウレンソウのシュウ酸が結石の原因といわれていますが、ゆでて水にさらせば溶けてしまいます。大量に食べなければ結石はできないので安心して食べてください。

葉酸や食物繊維、β-カロテンも豊富で、糖質オフの食事の健康効果をさらにアップしてくれる野菜です。

抗酸化 / 抗糖化 / 抗炎症 / ガン予防 / 老化予防 / 免疫力アップ

ルテインが目の老化を防ぐ

□疲労回復
□美肌
□貧血予防
□血液サラサラ
□便秘改善

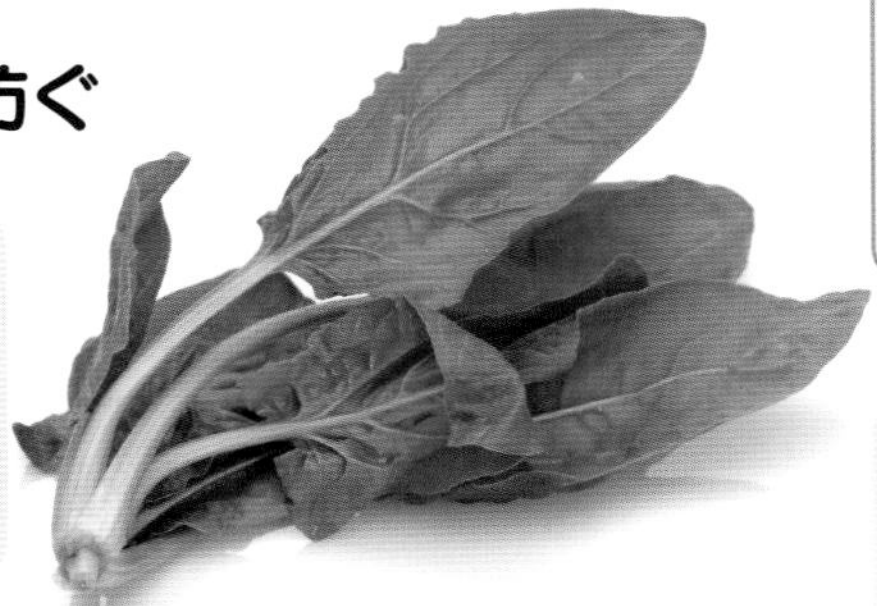

葉がみずみずしくてツヤとハリがあるものを選ぶ。根の赤みが強いほど甘みがある。

効能UPのコツ

植物は寒くなると養分濃度を高めて細胞が凍るのを防ぐ。ホウレンソウは本来の旬である冬にビタミンCの量が3倍アップ。

check!

糖質

ホウレンソウおひたし(60g) ➡0.6g

ホウレンソウサラダ(30g) ➡0.9g

ホウレンソウとベーコンのソテー(60g) ➡0.2g

AGE

ホウレンソウ(100g・生) ➡82KU

健康成分

□β-カロテン
□ビタミンK
□葉酸
□ビタミンC
□カリウム
□鉄
□α-リポ酸
□食物繊維

キャベツ

淡色野菜

キャベツはブロッコリーと同じアブラナ科の野菜です。アブラナ科の野菜は、**「イソチオシアネート」**という辛味**成分**を含んでいます。

イソチオシアネートは食欲増進や血液サラサラ効果があるほか、ガン予防に有効であることがわかってきました。**生のキャベツをよくかんで食べると、イソチオシアネートがよく吸収**されます。

キャベツに含まれる**「キャベジン」**は胃腸の粘膜を丈夫にし、潰瘍の予防や治療に力を発揮します。トンカツなど揚げ物の付けあわせといえば「キャベツの千切り」。この組みあわせが定番となったのは、脂っこい食事から胃腸を守る効果が実感できるからでしょう。

キャベツには抗酸化物質のビタミンCもたっぷり。**糖化によってリスクが上昇する骨粗鬆症の予防**には、カルシウムの骨への定着を促すビタミンKが活躍します。

抗酸化　抗糖化　抗炎症　ガン予防　老化予防　免疫力アップ

イソチオシアネートがガンを予防

□疲労回復
□美肌
□血液サラサラ

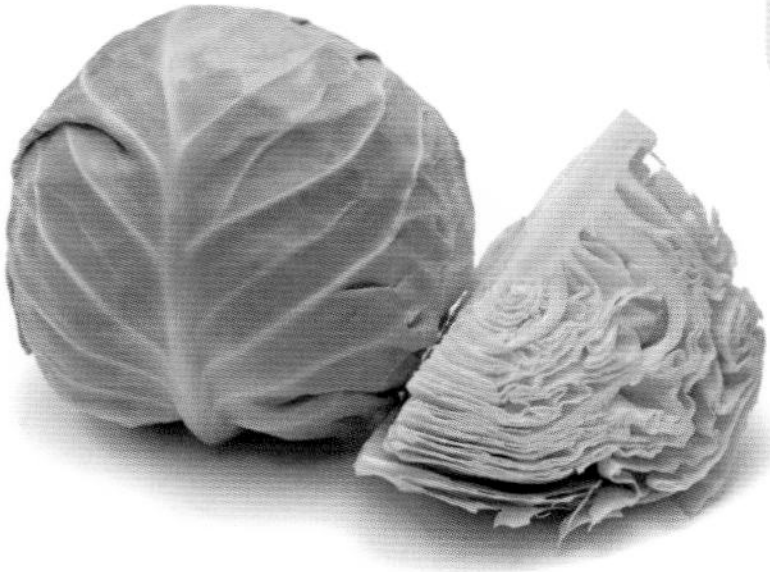

葉の間にすき間がなく、しっかり葉が巻いているものがよい。カットしてあるキャベツは茎が上まで伸びていないものを選ぶ。

効能UPのコツ

ビタミンCが流れ出すので、カットしたあと水につけたり、洗ったりしてはいけない。加熱時間は短めに。

check!

糖質

キャベツ
（30g・千切り）➡1.1g

キャベツの味噌汁
（30g）➡4.1g

AGE

キャベツ（100g・生）
➡47KU

健康成分

□ビタミンK
□ビタミンC
□カリウム
□カルシウム
□イソチオシアネート
□キャベジン

section 5

16

淡色野菜 タマネギ・ネギ

ネギやタマネギを切ると目がしみますが、それは辛味成分である「**硫化アリル**」が揮発したためです。ネギやタマネギ特有のにおい成分であるほか、**硫化アリルには抗酸化作用、解毒、ガン予防、血液サラサラ、コレステロール低下、冷え性改善と、さまざまな効能**があります。

硫化アリルはいろいろな種類があり、そのなかに**アリシン**というものがあり、ネギやタマネギにもアリシンが含まれています。

アリシンは不安定な物質ですが、ビタミンB1と結びつくとアリチアミンという安定した物質になります。

ビタミンB1は糖質の代謝に必要ですが、水溶性のため体内に貯めておくことができません。

しかし、ビタミンB1と同様の働きをするアリチアミンは体内で長時間存在できます。また、速やかに吸収されるので高い疲労回復効果を発揮できるのです。

check!

糖質

タマネギ（100g・生）
➡7.1g

タマネギとツナのサラダ（タマネギ60g）
➡5.0g

長ネギ（100g・生）
➡6.0g

AGE

タマネギ（100g・生）
➡36KU

抗酸化 ／ 抗糖化 ／ 抗炎症 ／ ガン予防 ／ 老化予防 ／ 免疫力アップ

辛味成分の硫化アリルが抗酸化作用を発揮

□疲労回復
□美肌
□血液サラサラ
□体熱アップ

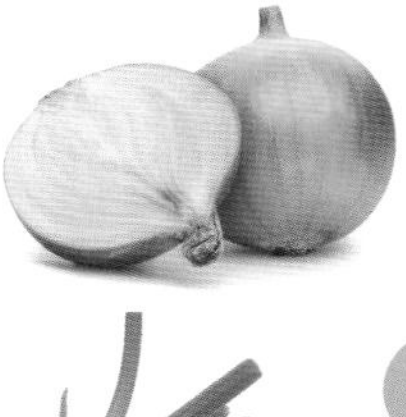

皮が乾燥していてツヤがあるものを選ぶ。

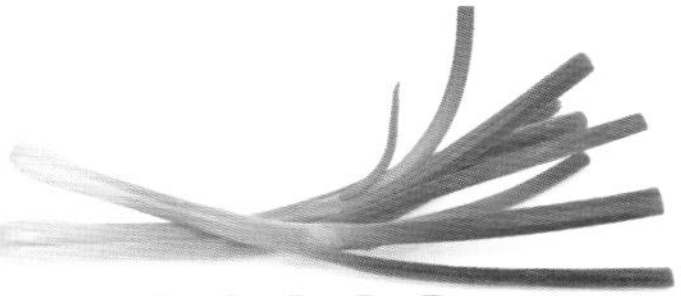

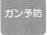

白い部分がスカスカでやわらかいものは古い。

健康成分

●タマネギ
□ビタミンB6
□ビタミンC
□カリウム
□硫化アリル

●ネギ
□β-カロテン
□ビタミンC
□葉酸　□カリウム
□カルシウム
□食物繊維
□硫化アリル

効能UPのコツ

ネギの緑の部分にはβ-カロテンやビタミンCが豊富。

※β-カロテンは体内でビタミンAに変化する。皮膚や粘膜を丈夫にし抗酸化、免疫力アップに寄与する。

香味野菜
ショウガ
糖化・酸化予防、免疫力向上

ショウガは洋の東西を問わず古くから薬として用いられてきた歴史があり、医療用漢方薬の7割以上にショウガが用いられています。

ショウガの成分の研究が進んだ現代、さまざまな健康効果が明らかになってきました。

◆生と加熱で異なる健康効果

ショウガ独特の刺激は辛味成分の「ジンゲロール」と「ショウガオール」によって醸しだされています。

ジンゲロールは生のショウガに含まれている成分で、ショウガを加熱するとこのジンゲロールが変化して「ショウガオール」となり、糖化を抑制してAGEが蓄積するのを防いでくれます。

ショウガオールの抗糖化作用は実に強力で、食品のなかでも最高レベルにあるのです。

健康作用はショウガオールだけではありません。加熱前のジンゲロールには酸化を抑えて免疫力を高め、血行を促進し血液をサラサラにする効果もあるのです。

老化対策には加熱したショウガ、疲労回復や体力増強には生のショウガと使いわけるとよいでしょう。

◆健康維持に欠かせない食品

ショウガに含まれているその他の成分にも体熱上昇効果とそれに伴う免疫力のアップ、脂肪や糖の燃焼促進、運動後の筋肉痛などの炎症鎮静、胃腸機能の改善、殺菌作用があり、まさに「薬効のかたまり」といえるのです。

そんなショウガですが、市販のショウガ湯などは糖質が多いので要注意。

ショウガ湯などは自作し、甘味がほしいときはハチミツを加えてください。

check!

糖質

ショウガ（15g・生）
➡0.7g

ショウガの甘酢漬け（10g）
➡1.1g

AGE

ショウガ（10g・生）
➡49KU

抗酸化 抗糖化 抗炎症 ガン予防 老化予防 免疫力アップ

ショウガオールが糖化を抑制し老化予防

□疲労回復
□血液サラサラ
□体熱アップ

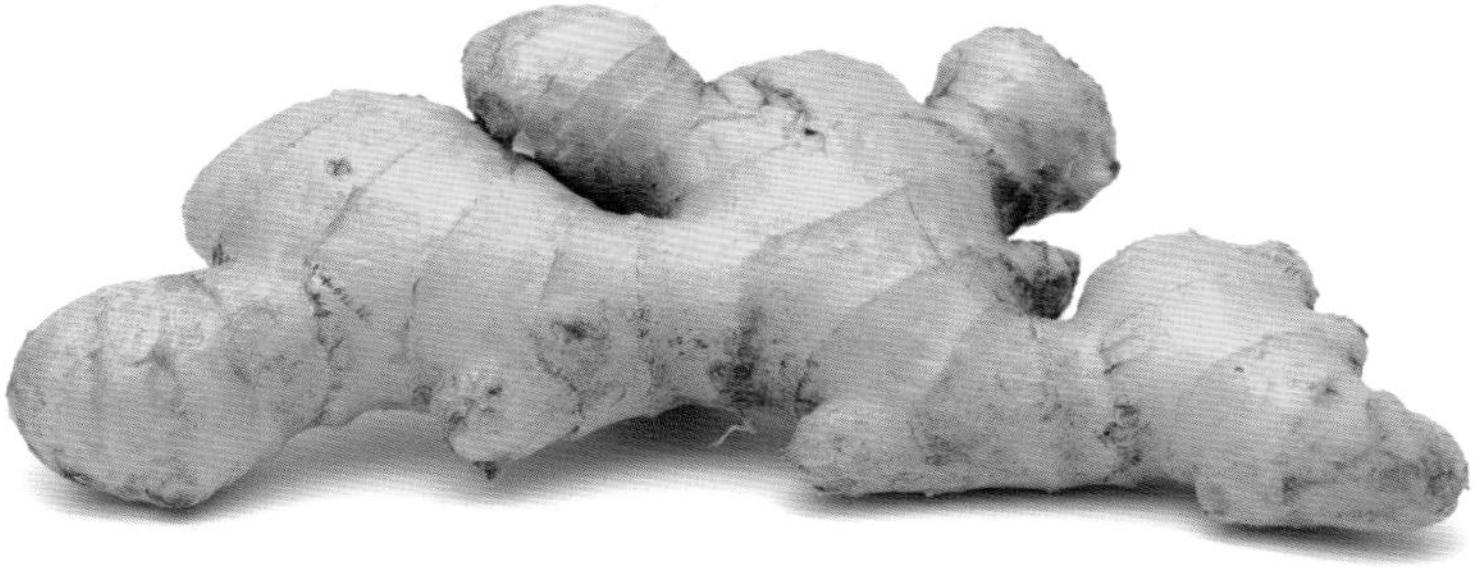

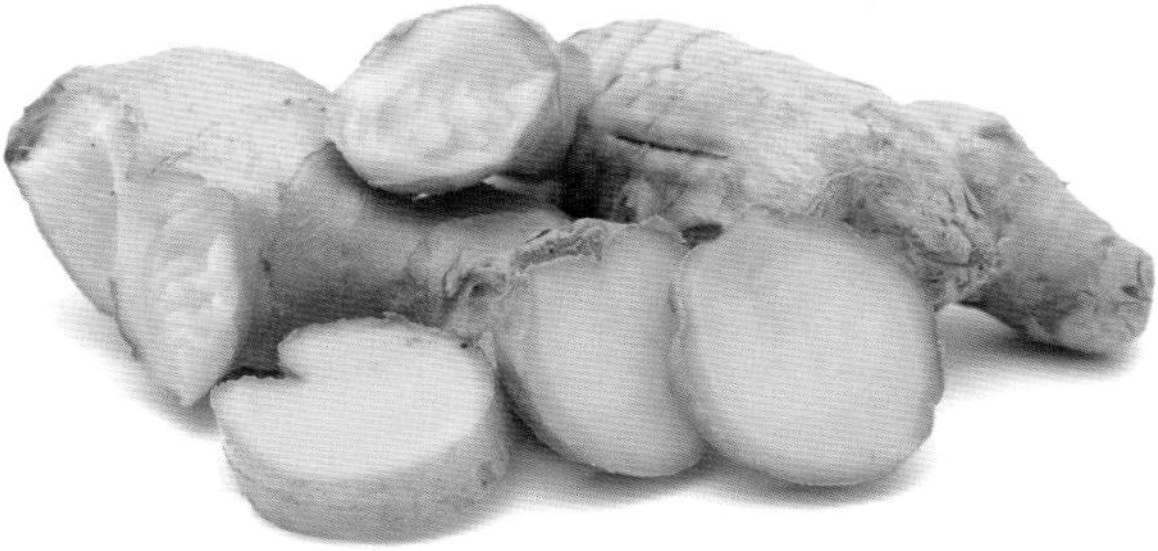

健康成分

□マンガン
□ショウガオール
□ジンゲロール

はりがあって色が均一、切り口がみずみずしいものを選ぶ。形はいびつでもよい。

効能UPのコツ

抗糖化作用を引きだすには高温調理は禁物。ショウガ紅茶、ショウガ湯、スープに加えるなど、100℃以下で調理する。ショウガ人気でさまざまな加工品があるが、添加物や糖分の多いものは健康効果は期待できないので避けること。

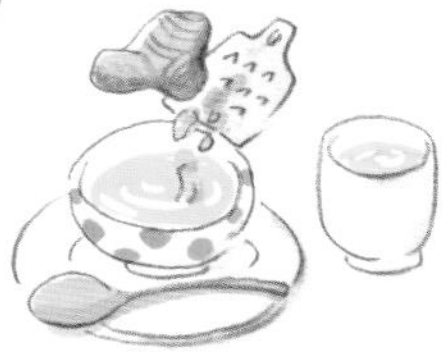

皮の下に栄養成分が豊富なので皮ごとすりおろすとよい。

section 5

18

ニンニク

香味野菜

ニンニクといえば「体力増強・強壮作用」というイメージが強いと思いますが、**糖質・AGE対策に有効な成分をもっています。**

ニンニクを切ったときの強烈なにおいのもとは硫化アリルの一種「**アリシン**」（171ページ）という成分です。この**アリシンがニンニクに含まれるビタミンB1と結びつくと糖の代謝が促進されるので、抗糖化・AGE抑制も期待できます。**

ニンニクは膵臓の働きも活性化してくれるので血糖値のコントロールにも役立ちそうです。ビタミンB1を含む豚肉とニンニクを組みあわせた料理で効果をよりパワーアップさせましょう。

アリシンには、ほかにも抗酸化や血管を拡張し血液をサラサラにする効果もありますが、**こうした健康効果を得るためにはニンニクを切ったり刻んだりして使用しましょう。**アリシンは細胞が壊れたときに発生するからです。

抗酸化　抗糖化　抗炎症　ガン予防　老化予防　免疫力アップ

におい成分アリシンが糖化を防ぐ

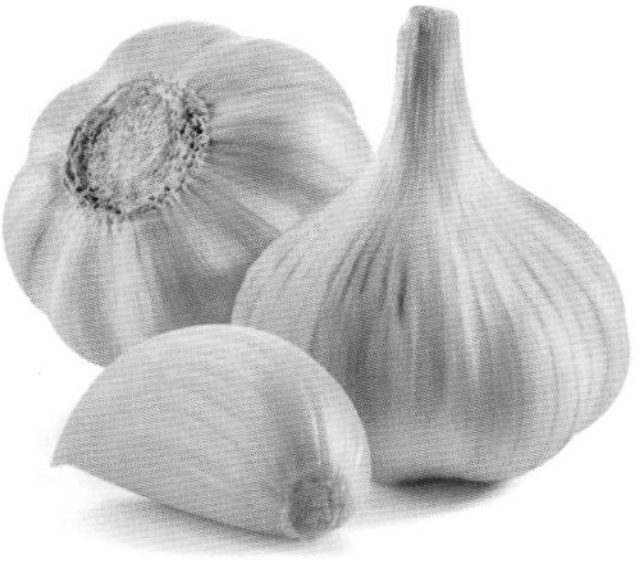

□疲労回復
□美肌
□血液サラサラ
□体熱アップ

皮にハリがあり、ふっくらとして重みがあるものがよい。栄養が芽にとられているので芽が出ているものはNG。

check!

糖質

ニンニク（5g・生）
➡1.1g

ニンニク焼き（14g）
➡3.0g

AGE

ニンニク焼き ＞ ニンニク（生）

健康成分

□ビタミンB1
□ビタミンB6
□ビタミンC
□硫化アリル

効能UPのコツ

低温加熱するとアリシンが「アホエン」に変わり抗ガン作用が生まれる。刺激が強いので胃腸の弱い人は生は避け、量も控えめに。

果物 アボカド

アボカドは「森のミルク」と呼ばれるほど栄養素が豊富です。

その**濃厚な味わいはたっぷりとした脂肪分を含んでいるから。**

アボカドの脂肪分はオレイン酸やリノール酸で、血液をサラサラにし動脈硬化予防、コレステロールを下げるなど、中高年にとってうれしい健康効果がいっぱいです。

アボカドには免疫システムを強化し、若返り効果の高いビタミンE、骨を健康にするビタミンK、塩分の排泄を促し高血圧を予防するカリウム、抗AGE効果の高いビタミンB_1やB_6もたくさん含まれています。

また、食物繊維の働きで腸をすっきりきれいに整えてくれます。腸内環境が整うと、大腸ガンのリスクが抑えられるほか、免疫力アップにもつながります。

check!

糖質

アボカド（20g・生）
➡0.1g

AGE

アボカド（30g）
➡473KU

抗酸化 / 抗糖化 / 抗炎症 / ガン予防 / 老化予防 / 免疫力アップ

良質な脂肪分で血液サラサラ

- □美肌
- □血液サラサラ
- □便秘改善

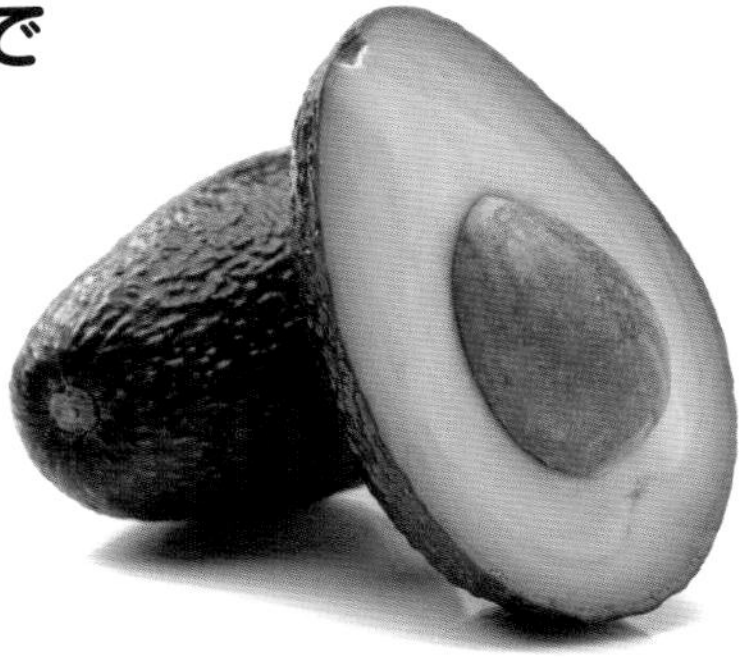

皮が緑だとまだ熟していない。
皮が黒くなったら食べ頃。

健康成分

- □ビタミンB_6
- □ビタミンE
- □ビタミンK
- □ビタミンC
- □カリウム
- □オレイン酸
- □リノール酸
- □食物繊維

効能UPのコツ

切り口にレモン汁をふりかけ密閉容器で冷蔵保存すると一日ていどはもつが、なるべく早めに食べきること。

果物 キウイフルーツ

キウイフルーツに含まれるビタミンEとCには老化予防の効果があるほか、疲労回復作用もあります。疲れが残らない若々しい体づくりをサポートをしてくれるのです。抗AGE効果の高いビタミンB_6や、高血圧の予防に効果の高いカリウムも含まれています。

摂取したタンパク質を速やかに分解する酵素も含んでいるので、肉をしっかり食べたときにキウイをデザートにすると胃もたれを防ぎます。

糖質オフを実行していると、果物の果糖も気になることでしょう。

もちろんキウイフルーツにも血糖値を上げる作用があります。が、キウイフルーツの食物繊維が糖の吸収を抑制するので、血糖値の上昇はゆるやかです。

それでもほかのおすすめ食材と比べて糖質は多めですから、摂りすぎには注意しましょう。

抗酸化 ｜ 抗糖化 ｜ 抗炎症 ｜ ガン予防 ｜ 老化予防 ｜ 免疫力アップ

強烈な抗酸化作用でアンチエイジング

☐疲労回復
☐美肌
☐血液サラサラ
☐便秘改善

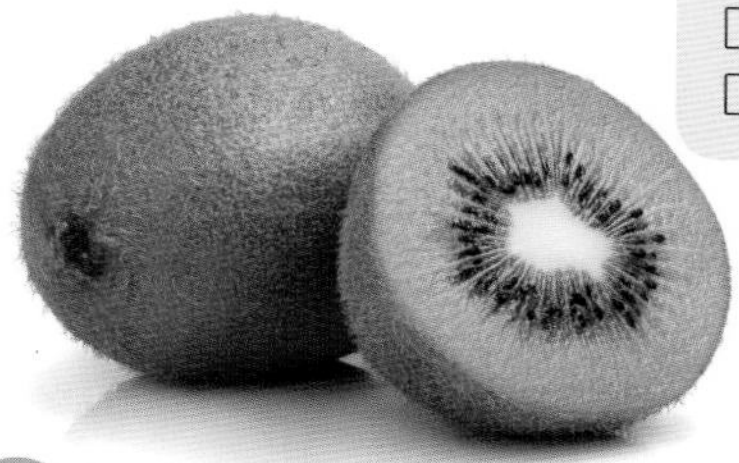

傷がなく表面がきれいなものがよい。部分的にやわらかくなっているものはＮＧ。

効能UPのコツ

肉のあとにキウイを食べると、タンパク質を分解する酵素のアクチニジンの働きで消化がスムーズになり胃腸の負担が減らせる。

check!

糖質
キウイフルーツ（50g・生）➡5.5g

AGE
キウイフルーツ（100g・生）➡48KU

健康成分
☐ビタミンB_6
☐ビタミンE
☐ビタミンC
☐カリウム
☐食物繊維

果物 ブルーベリー

ブルーベリーは果物のなかでは比較的糖質が少なめなので、糖質オフ実行中でも気軽に食べていただけます。

ブルーベリーに含まれる**「アントシアニン」**というポリフェノールは**AGEを減らす働きがあります。**

ポリフェノールとは植物の色素や苦みの成分のことです。高い抗酸化力があり、アントシアニンは肌の老化予防に効果抜群です。

ブルーベリーの抽出液を肌に塗ったところ、**AGEの蓄積でできたシワ、たるみ、くすみを改善して以前の肌コンディションに戻す**作用があることが確認されたのです。

ブルーベリーによる肌の若返り効果は、AGE阻害薬に匹敵するほどだったというので驚きです。これは、抽出液を直接肌に塗って得られたデータです。「AGE Makita Care」の化粧品にも含まれています（190ページ）。

抗酸化 | 抗糖化 | 抗炎症 | ガン予防 | 老化予防 | 免疫力アップ

AGEの影響を一掃し若々しい肌へ

□疲労回復
□美肌
□血液サラサラ

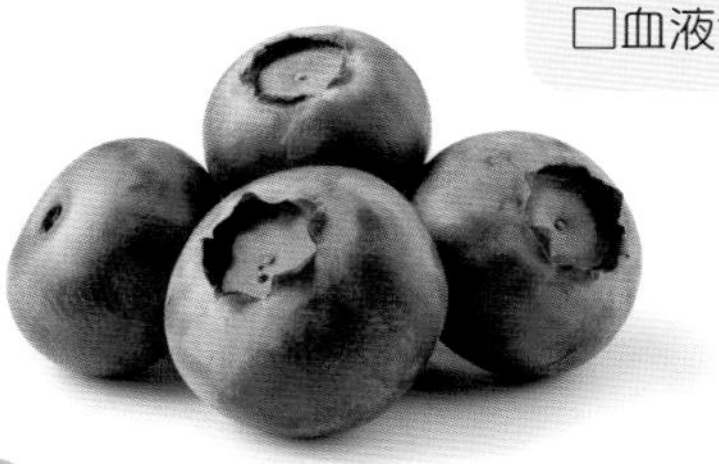

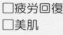

軸の付け根が赤いと酸味が残っている。全体が濃く黒っぽいものが食べ頃。

効能UPのコツ

保存の際は乾燥しないように密閉容器などに入れて冷蔵庫へ。収穫してすぐに冷凍するとアントシアニンが増加する。

check!

糖質
ブルーベリー（50g・生）➡4.8g
ブルーベリージャム（17g）➡6.7g

AGE
ブルーベリー（100g・生）➡52KU

健康成分
□ビタミンE
□ビタミンC
□マンガン
□食物繊維
□アントシアニン

section 5
22

その他

キノコ すべてのガン予防に有効

キノコ類は糖化やAGEを防ぐビタミンB_1、B_2、B_6が豊富で、疲労を速やかに解消し、免疫力を高める効果もあります。キノコに含まれる**「β-グルカン」**は**マクロファージを活性化**し、細菌やウイルスに対する抵抗力を高めガンや生活習慣病を予防してくれます。

キノコ類の栄養素で特筆すべきは、なんといっても**豊富なビタミンD**でしょう。

ビタミンDには次のような効能があります。

- □**カルシウムの吸収を促し骨粗鬆症を予防する。**
- □**免疫力向上。**　□**ガンの予防。**
- □**遺伝子の働きを調整。**

◆ガンの予防効果が明らかに

国立がん研究センターの研究で、キノコ類がガンの罹患率を20パーセント以上下げることがわかりました。

その研究によるとビタミンDの血中濃度が高い人たちは、**肝臓ガン、乳ガン、卵巣ガンなどほとんどのガンの発症率を抑えられていた**のです。

ビタミンDは日光浴をして体内でつくる方法と、食品から摂取する方法があります。100グラム中のビタミンD含有量のトップはアンコウの肝（110マイクログラム）、つづいてシラス干し（61マイクログラム）ですが、アンコウの肝はそうそう手に入るものでもありませんし、シラス干しは塩分が気になります。

一方、乾燥キクラゲは100グラム中85・4マイクログラム、乾燥シイタケは12・7マイクログラムのビタミンDを含んでいます。

価格が手頃なうえ、いつでも入手可能。さらに、ビタミンD以外の有効成分も摂取できるキノコ類は、実にありがたい存在です。

check!

糖質

シイタケ（30g・生）
➡0.4g

キノコのソテー
（シメジ80g）➡1.2g

AGE

シイタケ（100g・生）
➡133KU

抗酸化 抗糖化 抗炎症 ガン予防 老化予防 免疫力アップ

豊富な食物繊維で毒素を排出

□疲労回復
□美肌
□血液サラサラ
□便秘改善

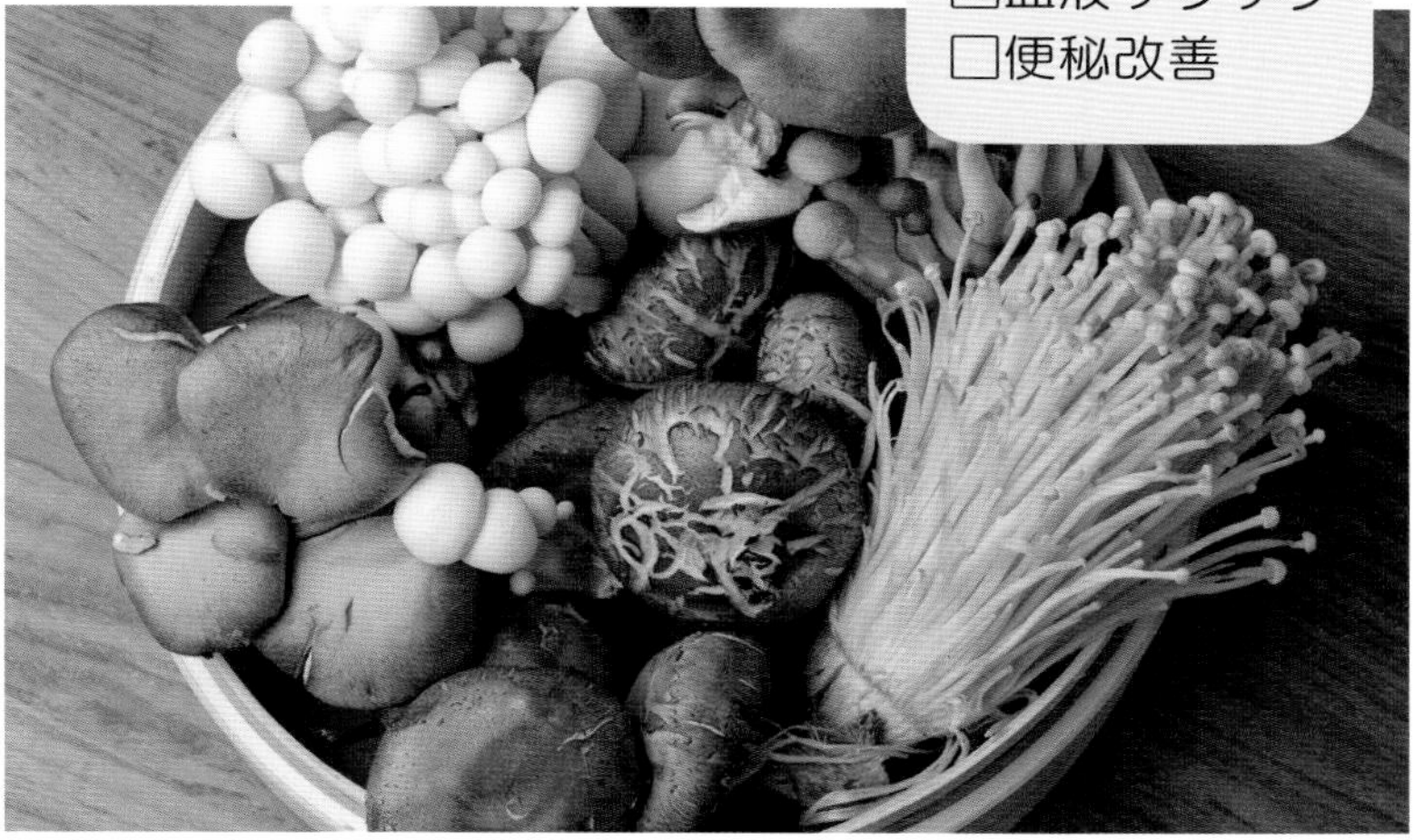

健康成分

□ビタミンD □ビタミンB_1
□ビタミンB_2 □ビタミンB_6
□食物繊維

冷凍保存が可能。冷凍後に加熱調理すると、酵素の働きでうまみが増す。

効能UPのコツ

劣化を早め、栄養素を落としてしまうので水洗いはしない。国産のキノコ類は高温殺菌した菌床で栽培されているので、汚れの心配は不要。ミキサーで細かく粉砕するポタージュスープなら、キノコ類を余すところなく味わえるのでおすすめ。

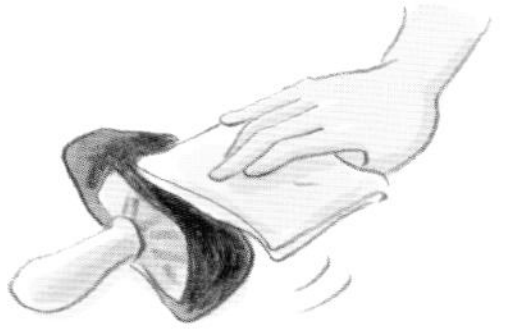

汚れはキッチンペーパーなどでふきとる。

その他
大豆(豆腐・きなこ・納豆)良質なタンパク質で老化予防

「畑の肉」と呼ばれる大豆のタンパク質は吸収率が高く、体内でほぼ完全に利用できる良質なもので、アミノ酸スコアも100。

大豆に含まれる**イソフラボンという成分は強い抗酸化作用**で細胞の劣化を防いでくれます。

イソフラボンは女性ホルモンに似た働きをすることから、閉経後の骨粗鬆症のリスクを抑えてくれます。さらに、脂肪がたまらないように作用するのでダイエットの心強い味方となってくれるでしょう。

大豆には「若返りのビタミン」と呼ばれるビタミンEも豊富です。

◆万病の原因「炎症」を鎮める

TNF-αというガン化した細胞を攻撃する物質がありますが。過剰発生すると正常な細胞まで攻撃し炎症を起こしてしまうのですが、イソフラボンがTNF-αの発生をコントロールして炎症を抑制することがわかりました。

◆夕食の納豆で血栓予防

発酵によってさらに健康効果がアップした納豆は、毎日食べてほしい食品です。

納豆のネバネバ成分であるナットウキナーゼは血栓予防、血液サラサラ効果があります。

ナットウキナーゼの効果は食後10～12時間はつづくので、血栓ができやすい深夜から朝の時間を狙い撃ちできるよう、納豆は夕食に食べるとよいでしょう。

きなこや豆乳もおすすめですが、**砂糖や添加物などよけいなものが入っていないか注意**してください。

大豆製品である豆腐は主食代わりに最適です。糖質オフのダイエット効果に大豆の健康効果をプラスしましょう。

check!

糖質

豆腐（絹ごし・150g）
➡2.5g

揚げだし豆腐
（木綿豆腐150g）
➡9.2g

AGE

豆腐（90g・生）
➡709KU

豆腐（90g・炒める）
➡3477KU

抗酸化 抗糖化 抗炎症 ガン予防 老化予防 免疫力アップ

ナットウキナーゼで血液サラサラ、血栓予防

□疲労回復
□美肌
□血液サラサラ

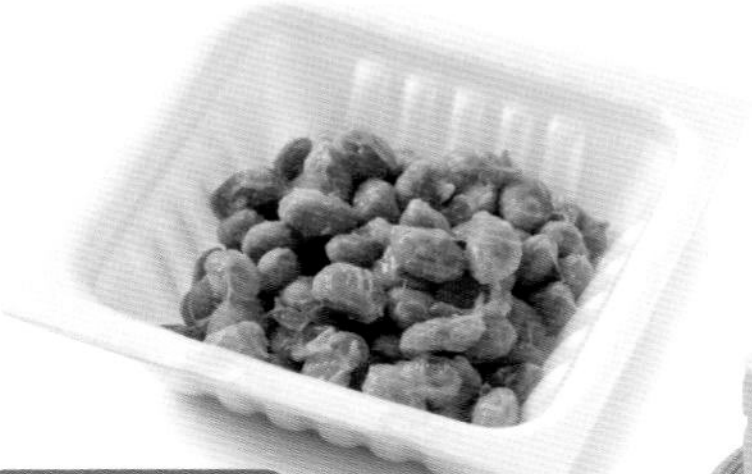

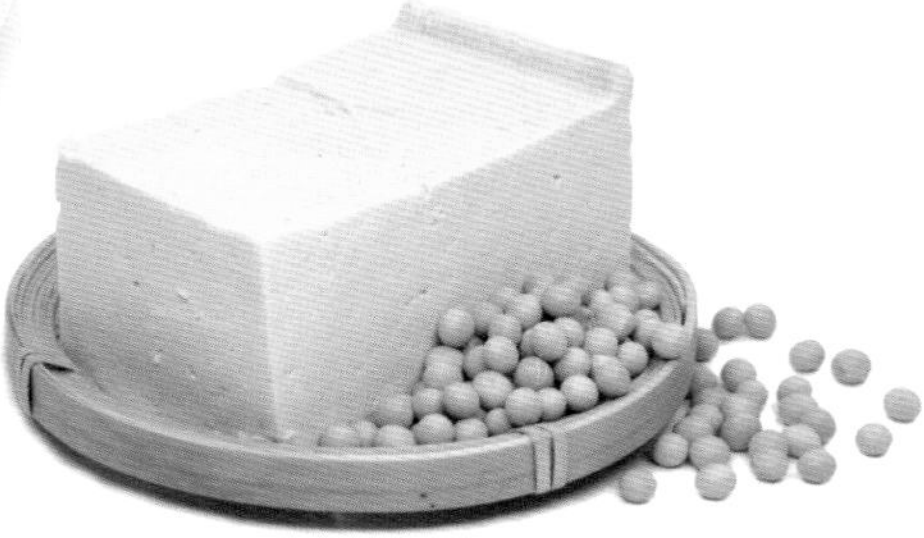

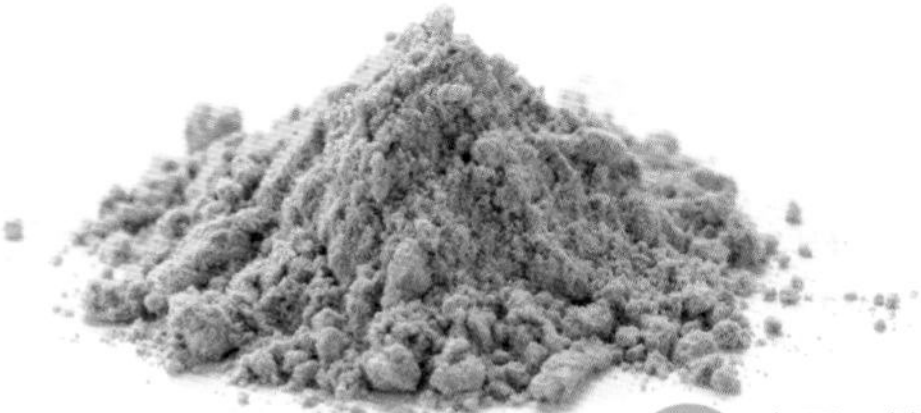

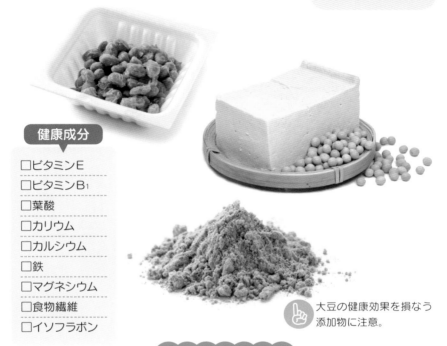

健康成分

□ビタミンE
□ビタミンB_1
□葉酸
□カリウム
□カルシウム
□鉄
□マグネシウム
□食物繊維
□イソフラボン

大豆の健康効果を損なう添加物に注意。

効能UPのコツ

卵の白身に含まれるアビジンが納豆に含まれる美肌効果の高いビオチンの働きをじゃまするので、納豆に生卵を混ぜるときは黄身だけを入れるようにする。ナットウキナーゼは50℃で元気がなくなり、70℃では活動できなくなるので調理は低温で。

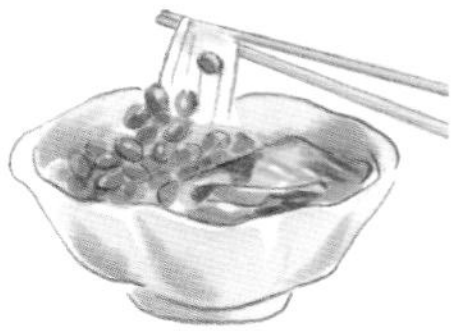

納豆とキムチを一緒に食べると腸内環境が良好に。

section 5
24

その他
エキストラバージンオリーブオイル
血糖値のコントロールに活躍

check!

糖質

オリーブオイル（4g・小さじ1）➡0.0g

AGE

エキストラバージンオリーブオイル（5㎖）➡502KU

オリーブオイルには血糖値をコントロールする働きがあります。

糖質の吸収を抑え、血糖値の乱高下である「血糖値スパイク」（28ページ）を防いでくれるのです。

◆糖質を摂るならオリーブオイルをプラス

糖質オフの実践中は、パンやパスタはなるべく避けたほうがよいメニューです。

しかし、どうしてもというときは**パンやパスタにオリーブオイルを加えて食べる**ようにしてください。

オリーブオイルの作用によって糖質の吸収が抑えられるので、血糖値の乱高下による血管へのダメージを防いでくれます。

オリーブオイルに豊富に含まれている**オレイン酸は、LDL（悪玉）コレステロールを下げて血液をサラサラにし**てくれます。

◆オリーブオイルで若さを保つ

オリーブオイルは酸化やAGEを抑えて「**老化予防**」にも強いパワーを発揮します。

オリーブオイルに含まれる「**ヒドロキシチロソール**」という成分が脳の機能低下を防いでくれるのです。

それだけでなく、肌を健やかに保つ、活性酸素の増加やAGEを抑えるといった効果もあるので、中高年に入ったらオリーブオイルを食に積極的に摂りいれましょう。

オリーブオイルの若返り効果は実に頼もしいものですが、それは「新鮮なエキストラバージンオリーブオイル」だから得られるものです。

安いものや、製造してから時間が経っているものでは、こうした効果はないと思っておきましょう。

抗酸化 抗糖化 抗炎症 ガン予防 老化予防 免疫力アップ

オレイン酸が血管と血液を守る

□疲労回復
□美肌
□血液サラサラ

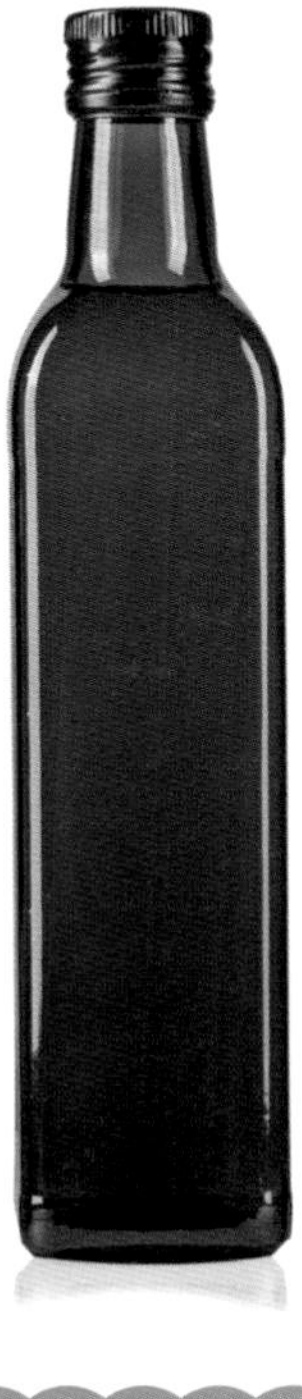

光にあたると劣化するので遮光瓶に入っているものを選ぶ。

健康成分

□ビタミンE
□オレイン酸
□ヒドロキシチロソール

効能UPのコツ

なるべく加熱せずに摂取するのが望ましい。そのままスプーン一杯を飲んでもよいし、調味料として料理に加えてもよい。良質な酢や塩・コショウと混ぜれば自家製ドレッシングがすぐにできあがる。

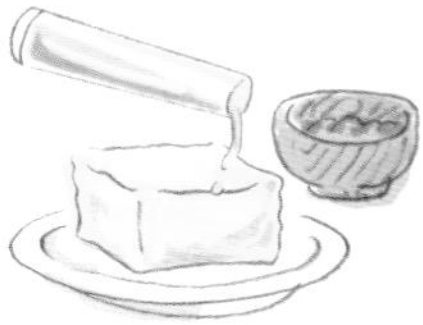

みそ汁や冷や奴にも合う。

酢

米や麦などの穀物、リンゴやブドウなどの果物を発酵させたあと、熟成期間を経て酢が完成します。

酢の「すっぱさ」は、酢酸、クエン酸などによるもので、これらの成分は代謝を活発化させる作用があります。

食べ物を効率よくエネルギーに変えてくれるのでスタミナ増強につながるほか、疲労物質である乳酸を速やかに分解します。疲れたときにすっぱいものがほしくなるのは、こうした作用によります。

血糖値を下げるほか、食品中のAGEを下げる効果もあります（122ページ）。糖質オフの食事に酢をプラスするとAGEオフも同時にできるので、ぜひ日々の食事に酢を取りいれてください。

ダイエット効果や腸内環境を整える効果もありますが、健康に作用するのは天然の醸造酢。合成酢やポン酢類では健康効果は得られません。

check!

糖質

穀物酢
（5g・小さじ１）➡0.1g

リンゴ酢
（5g・小さじ１）➡0.1g

AGE

バルサミコ酢（15g）
➡5KU

白ワインビネガー
（15g）➡6KU

抗酸化 / 抗糖化 / 抗炎症 / ガン予防 / 老化予防 / 免疫力アップ

食品のAGEを減らし老化を止める

□疲労回復
□美肌

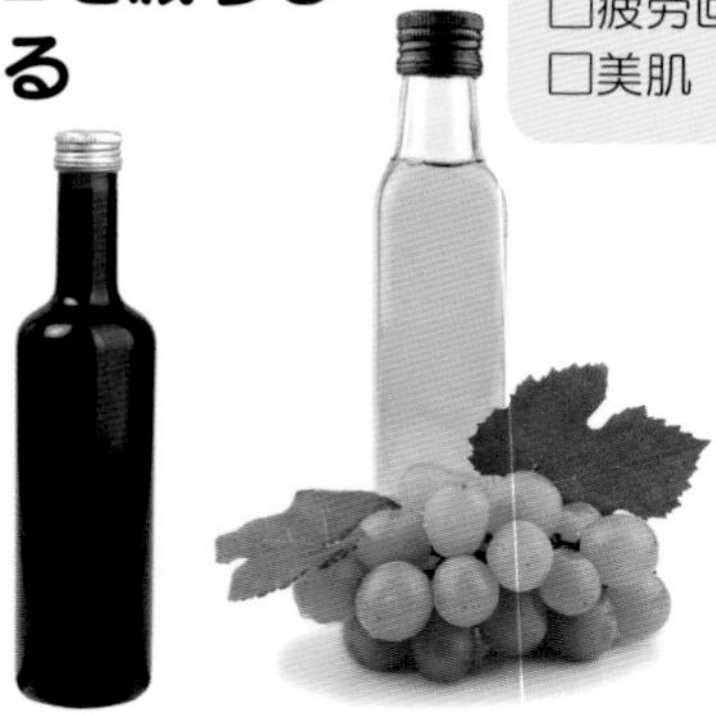

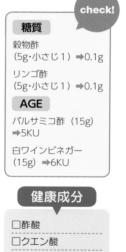

ブドウが原料のワインビネガーやバルサミコ酢はポリフェノールが豊富。

健康成分

□酢酸
□クエン酸
□アミノ酸

効能UPのコツ

食品の味つけにするほか、果実酢などは炭酸水で割って飲んでもよい。酢を加えると少量の塩でも強く感じるので減塩にも使える。

その他
紅茶・緑茶、コーヒー

糖質オフやAGEオフをスタートすると、以前は無頓着に摂っていたペットボトル飲料、缶コーヒーなどを「断つ」ことになります。味気ない感じがするかもしれませんが、いよいよ「体によい良質なものの味わい」を堪能するときがきたともいえます。ポリフェノール（177ページ）豊富な紅茶・緑茶、コーヒーをぜひ楽しんでください。

「紅茶ポリフェノール」は糖化を防ぎ、緑茶の**「カテキン」**はAGEの産生を九割以上抑え、抗ガン作用も認められています。

コーヒーに含まれる**「クロロゲン酸」**は高い抗酸化作用があり、コーヒーをよく飲む人は死亡率・糖尿病の発症率ともに低いという研究結果があります。

カフェインを摂りすぎると不眠や不整脈などを引きおこすので、過剰摂取にならないように1日4～5杯を目安にしてください。

check!

糖質
紅茶（150mℓ）➡0.2g
緑茶（150mℓ）➡0.3g
コーヒー（150mℓ）➡1.1g

AGE
紅茶（250mℓ）➡5KU
インスタントコーヒー（250mℓ）➡12KU

抗酸化　抗糖化　抗炎症　ガン予防　老化予防　免疫力アップ

各ポリフェノールが糖化・酸化をストップ

- □疲労回復
- □血液サラサラ
- □体熱アップ

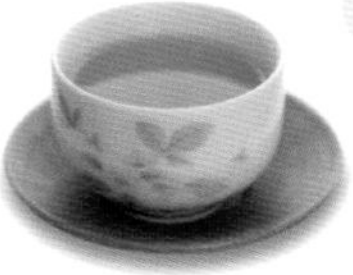

茶葉ではなく粉末をそのまま飲むとカテキン摂取量がアップ。

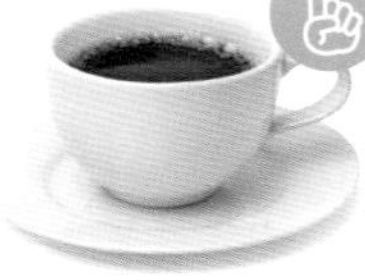

缶コーヒーはブラックでも添加物が入っているのでNG。

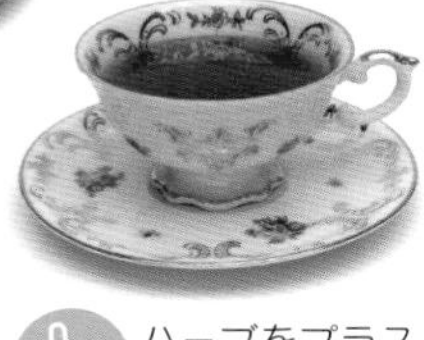

ハーブをプラスしてもよい。

健康成分

●紅茶
□紅茶ポリフェノール

●緑茶
□カテキン

●コーヒー
□クロロゲン酸

効能UPのコツ

渋みやえぐみが出るので、長い時間おかずにいれたてを飲む。

その他

赤ワイン・白ワイン

アルコールには血糖値を下げる効果がありますが、ビールや日本酒などは糖質が高いためそうした効果は期待できません。

糖質が低く、さらに健康効果が高いお酒といえば、なんといってもワインです。**赤・白それぞれにメリットがあります。**

赤ワインのポリフェノール（177ページ）は抗酸化作用が高く、動脈硬化やガンを予防してくれます。赤ワインのポリフェノールはブドウの果皮や種子に由来します。

赤ワインとちがって果皮と種子を除いてつくるため、白ワインのポリフェノールの量は赤ワインに及びませんが、**スピーディーに消化・吸収されて速やかに抗酸化作用を発揮する**というメリットがあります。

また、白ワインに含まれているミネラル分には痩せる効果があります。

抗酸化　抗糖化　抗炎症　ガン予防　老化予防　免疫力アップ

血糖値を下げ、抗酸化作用も高い

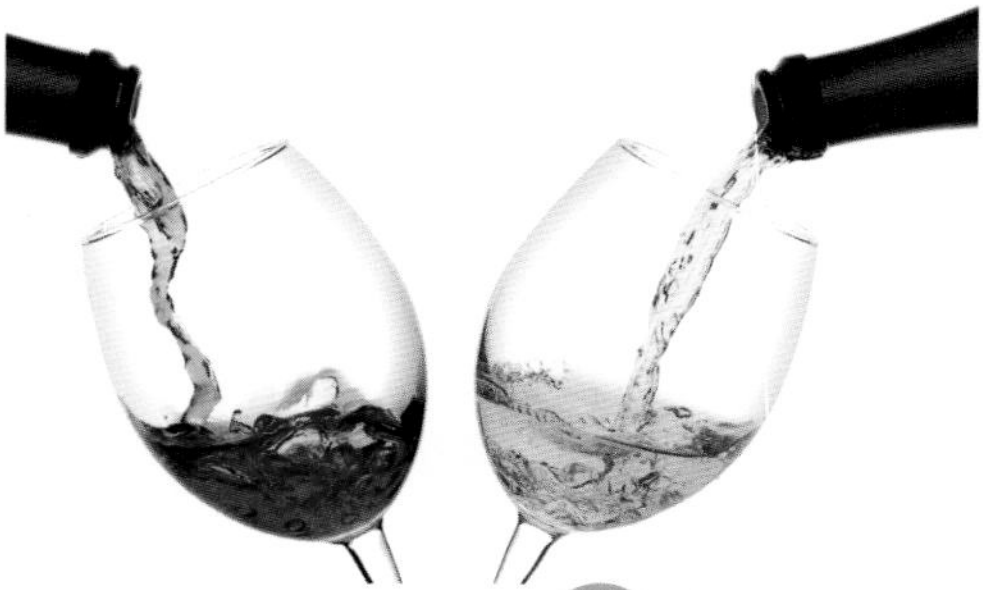

甘口より辛口を選ぶ。値段と健康効果は無関係。

効能UPのコツ

初夏から初秋にかけては常温保存は避ける。冷蔵庫で保管するなら、やや温度が高めの野菜室に入れる。

check!

糖質

赤ワイン（100mℓ）
➡1.5g

白ワイン（100mℓ）
➡2.0g

AGE

ワイン（250mℓ）
➡28KU

健康成分

□ポリフェノール

□貧血予防
□血液サラサラ
□体熱アップ

section 5
28

その他 ナッツ・チョコレート

ナッツもチョコレートも「太る」というイメージがついていますが、糖質オフの観点からは「おすすめのおやつ」です。

ナッツ類に含まれる**オレイン酸やリノール酸**といった脂質は、**LDL（悪玉）コレステロールを減少させ、血栓を予防**してくれます。

ビタミン、ミネラル、食物線維なども詰まっているナッツは、「天然の総合サプリメント」ともいえる存在。噛みごたえがあり腹持ちもよく、おやつにピッタリです。

チョコレートは、**カカオ70パーセント以上、できれば90パーセント以上のタイプ**が糖質も低くおすすめ。

チョコレートといえば豊富な「**カカオポリフェノール**」。チョコレートに含まれる**食物繊維やミネラルと協力しながら、抗酸化・抗炎症作用を発揮し**動脈硬化やガンを予防してくれます。

check!

糖質

マカダミアナッツ
（味つけ・10g）➡0.6g

カシューナッツ
（味つけ・10g）➡2.0g

板チョコレート
（ミルク・10g）➡5.1g

AGE

アーモンド（ロースト・30g）➡1955KU

カシューナッツ
（ロースト・30g）
➡2942KU

抗酸化　抗糖化　抗炎症　ガン予防　老化予防　免疫力アップ

ナッツは添加物や塩分の低いもの、チョコレートはカカオ含有量の高いものを

□疲労回復
□血液サラサラ
□体熱アップ

健康成分

●ナッツ
□カリウム
□カルシウム
□マグネシウム
□オレイン酸
□リノール酸
□食物繊維

●チョコレート
□カカオポリフェノール
□食物繊維

糖分や乳製品をたっぷり使ったチョコレートだと健康効果は期待できない。

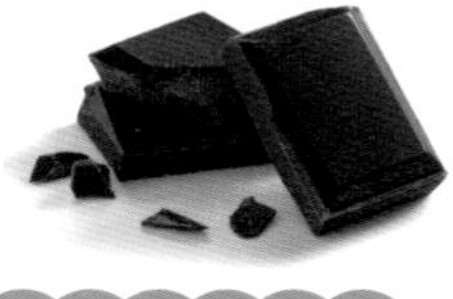

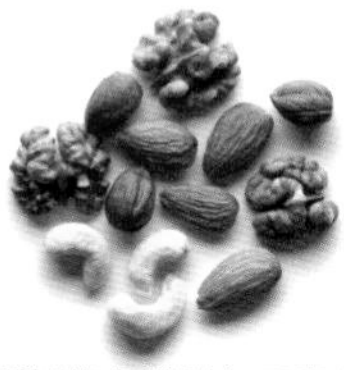

産地や添加物を確認して安心・安全なものを選ぶ。揚げたものはAGEが多いので選ばない。

効能UPのコツ

おやつは「ながら」で食べると満腹感が得られないので、作業の手を止めて食べること。

付録

「健康診断」の受け方

健康診断で病気を早期発見するためには、基本メニューで安心していては危険です。肺レントゲン検査、腹部超音波検査、便潜血検査、胃のバリウム検査の不安点をまとめてみました。

×肺レントゲン検査
○精度を求めるなら「CT検査」を

肺ガンは男性のガンの部位別死亡原因のトップ、女性は2位。数字を見ると不安になるかもしれませんが早期発見できれば手術で根治の可能性が高いガンです。

しかし、亡くなる方が多いのは、レントゲン検査を過信しているからでしょう。残念ながらレントゲンでは20ミリほどに大きくなったガンでなければ発見できません。そうなると治療は困難です。一方、**CT検査は小さなガンでも発見可能。**助かるだけでなく、切らずに胸腔鏡手術で治せます。

肺ガンのリスクはタバコ以外にアスベスト、ヒ素、遺伝などがあり、喫煙者でなくてもかかります。早期発見のために肺のCT検査を受けましょう。

×腹部超音波検査
○発見困難な膵臓ガンも見つかる「CT検査」を

膵臓ガンは見つけにくいうえ悪性度が高く、発見したときには手遅れのことが多いガン。超音波検査では胃の後ろにある膵臓の様子はなかなかわかりませんが、**造影剤を使ったCT検査ならガンがはっきり早期に発見できます。**

造影剤は腎臓で処理されて排泄されるため腎臓に負担をかけてしまいます。造影剤不要で膵臓だけピンポイントで検査できるMRCP（MR胆管膵管撮影）という検査もあるので、腎臓の病歴があったり治療中の方は主治医に相談してください。

×便潜血検査
○「大腸内視鏡検査」なら検査と切除が同時にできる

便潜血検査は、大腸などの潰瘍やポリープ、ガンの有無を調べることが目的ですが、ガンがあっても血液が混ざるとは限りません。レントゲン同様、便潜血検査も「ひっかかった」ときにはかなりガンが大きくなっています。**大腸内視鏡検査なら、その場で内視鏡下で切除も可能。**「発見、即完治」となるのですから、ぜひ受けてください。

×胃のバリウム検査
○被爆リスクゼロで詳細な検査可能な「胃内視鏡検査」を

バリウム検査は被爆のリスクがあるだけでガンの早期発見はできません。基本メニューに組みこまれているバリウム検査はあまりアテにせず**内視鏡検査をプラス**してください。食道ガンの早期発見にもつながります。

性別・年代別にぜひ加えてほしい検査

●男性は腫瘍マーカーのPSAをつける

男性は50歳を超えたら前立腺ガンを発見する「ＰＳＡ」をオプションで加えましょう。

ＰＳＡとは前立腺ガン腫瘍マーカーのこと。腫瘍マーカーはガンの進行度を調べるもので、本来、早期発見のためのものではありませんが、前立腺ガンに限っては早期発見ができるのです。

私も自分の患者さんに推奨していて毎年10人前後に初期の前立腺ガンが見つかっています。**早期発見であれば手術ではなく放射線治療だけ**で治せます。

●女性は乳腺ＭＲＩをつける

若い人が乳がんにかかることは稀で、30歳代後半から増えはじめます。患者が多いのは40歳代後半から50歳代にかけてと、60歳代前半です。

この年齢に該当する女性は、乳腺ＭＲＩを受けてください。**マンモグラフィのような痛みとは無縁であり、病変の発見率も高い**というメリットがあります。

●50歳を超えたらＭＲＩで脳の血管を調べる

脳卒中で亡くなる方は減った一方で、後遺症に苦しんでいる方は実にたくさんいます。

50歳になったらＭＲＩ検査で脳の血管の状態を検査しましょう。小さな異常のうちに適切に対処できれば大事に至らずにすみます。

ＡＧＥの専門家がつくった抗ＡＧＥコスメで肌の若さをキープする

私は糖尿病専門医であり、ＡＧＥの専門家でもあります。老化の原因であり、糖尿病合併症、アルツハイマー病や骨粗鬆症など、さまざまな病気を引きおこすＡＧＥについて研究を重ねてきました。

世界で初めて血液中のＡＧＥを測定する方法を私が開発したのが１９９１年のこと。

その後、美容・健康業界でＡＧＥの研究がどんどん進んでいきました。とくに化粧品メーカーの研究所からはさまざまな報告があがってきています。

さて、本書は糖質オフ実践のための本ですが、「正しい健康知識」を提供することも目的のひとつ。

脂質では太らない（50ページ）カロリー制限では痩せない（100ページ）など、いままでの健康常識を覆すことも説明してきました。情報刷新の発信源ともいえるのが「ＡＧＥ」。病気や老化のメカニズムがＡＧＥの存在によって次々に解明されてきているのです。

美しい肌を保つ秘訣についてもＡＧＥがカギを握っています。ＡＧＥを減らすことが、肌トラブルを減らして若々しさをキープする確実な方法であることがわかったのです。

私はＡＧＥの研究者として著書や雑誌、テレビなどさまざまな場でそのリスクを伝えてきました。ＡＧＥの危険性が広く知られるようになると、効果的なコスメへのリクエストを多数いただくようになりました。こうした声を受けて開発したのが「AGE Makita Care」のシリーズです。

◆「老けない肌」のためには抗ＡＧＥコスメ

ブランドイメージや「高額＝効果がありそう」と曖昧な基準でコスメを選んでいませんか？　5年後10年後の肌を思うのなら、肌サイエンスから生まれた抗ＡＧＥコスメを選んでください。

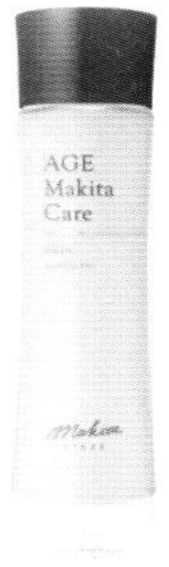

AGE Makita Care
スキンローション
（100mℓ）6,800円+税

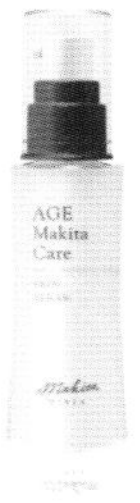

AGE Makita Care
スキンセラム（美容液）
（50mℓ）10,000+税

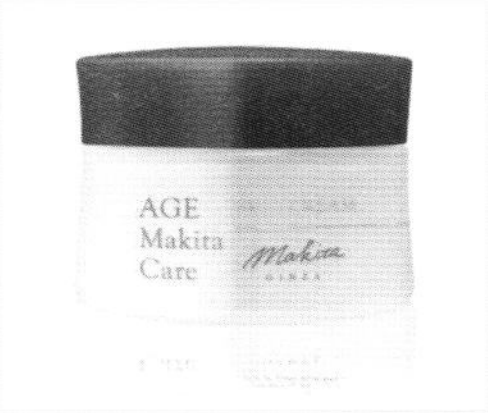

AGE Makita Care
スキンクリーム
（50mℓ）8,800円+税
肌を保護。

肌のやわらかさ、弾力性アップ。
4つの美容成分（カルノシン、プラセンタ、ビルベリー果実エキス、5つの天然ハーブ）に加え、うるおいを肌の角質層まで届けるためにラメラ液晶乳化（「Dr.牧田のひとこと」参照）を施している。

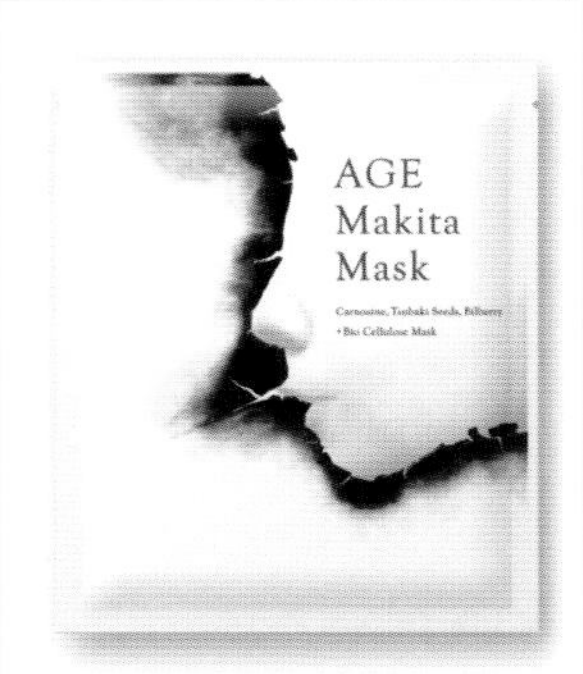

AGE Makita Mask
1枚（17mℓ）2,800円+税
6枚（17mℓ×6）15,600円+税
カルノシン、ツバキ種子エキス（一般的な椿油ではなく特許取得成分）、ビルベリー（ブルーベリーの一種）エキスの3つの抗ＡＧＥ成分を高濃度で配合。マスクの素材にもこだわり、肌あたりが荒い不織布ではなくバイオセルロース（植物由来の原料でつくったナノ繊維シート）を使用。

詳しくはAGE牧田クリニック　http://www.ageclinic.com/

MEMO

肌は水分と油分の層が交互に規則正しく並んでいて、これを「ラメラ液晶構造」といいます。コスメにも水分と油分が含まれていますが、ラメラ構造の状態を維持するのは困難でした。このふたつがきちんと並んだ状態を保てるようにしたのが「ラメラ液晶乳化」です。これによって水分が蒸発することなく、お肌の奥まで有効成分がスーッと浸透していくのです。

●著者プロフィール
牧田善二（まきた　ぜんじ）

AGE牧田クリニック院長。糖尿病専門医。医学博士。1979年、北海道大学医学部卒業。ニューヨークのロックフェラー大学医生化学講座などで、糖尿病合併症の原因として注目されているAGEの研究を約5年間行う。この間、血中AGEの測定法を世界で初めて開発し、『The New England Journal of Medicine』『Science』『THE LANCET』等のトップジャーナルにAGEに関する論文を第一著者として発表。

1996年より北海道大学医学部講師。2000年より久留米大学医学部教授。2003年より、糖尿病をはじめとする生活習慣病、肥満治療のための「AGE牧田クリニック」を東京・銀座で開業し、延べ20万人以上の患者を診ている。

著書は『医師・牧田善二が直伝　老けない人の最強レシピ』『糖質オフのやせる作りおき』（以上、新星出版社）、『老けない 感染しない 病気しない 最強の体は食事で作れる！』（学研プラス）、『医者が教える食事術 最強の教科書』『医者が教える食事術2 実践バイブル』）以上、ダイヤモンド社）をはじめ、ベストセラー多数。

AGE牧田クリニック　http://www.ageclinic.com/（AGE Makita Care化粧品購入可能）

決定版　糖質オフの教科書

2021年6月15日　初版発行

著　者　牧田善二
発行者　富永靖弘
印刷所　公和印刷株式会社

発行所　東京都台東区台東2丁目24　株式会社　新星出版社
〒110－0016　☎03(3831)0743

ISBN978-4-405-09400-0